U0277405

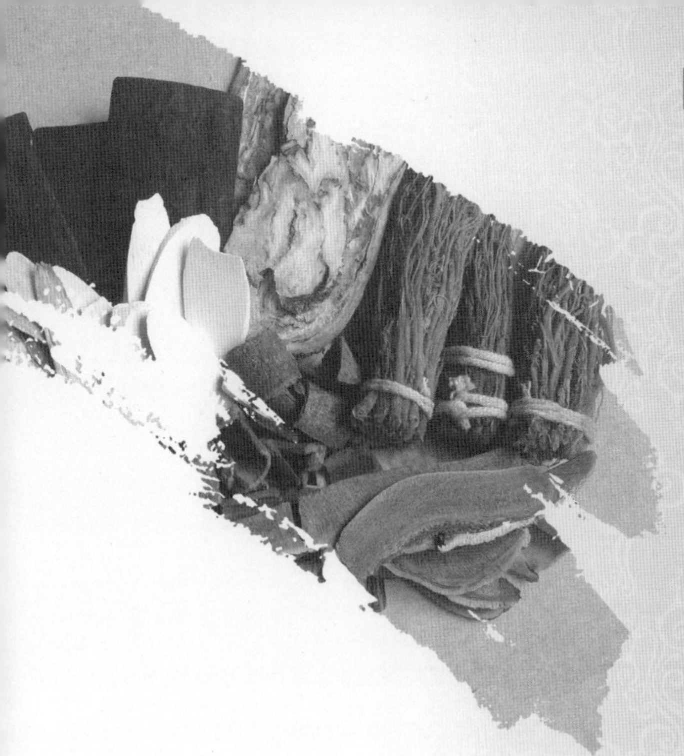

中华传统学术的现代转型丛书

中华传统学术的现代转型

——以中医为例

周生春　李烨　编
浙江大学儒商与东亚文明研究中心

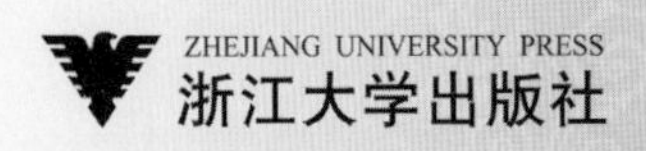

图书在版编目(CIP)数据

中华传统学术的现代转型:以中医为例 / 周生春，李烨编. —杭州：浙江大学出版社，2017.3
ISBN 978-7-308-16464-1

Ⅰ. ①中… Ⅱ. ①周… ②李… Ⅲ. ①中国医药学—研究 Ⅳ. ①R2

中国版本图书馆 CIP 数据核字（2016）第 290655 号

中华传统学术的现代转型——以中医为例

周生春 李 烨 编

责任编辑 林汉枫
文字编辑 金 蕾
责任校对 杨利军 张振华
封面设计 春天书装
出版发行 浙江大学出版社
(杭州市天目山路 148 号 邮政编码 310007)
(网址:http://www.zjupress.com)
排 版 杭州中大图文设计有限公司
印 刷 浙江省良渚印刷厂
开 本 710mm×1000mm 1/16
印 张 11.25
字 数 162 千
版 印 次 2017 年 3 月第 1 版 2017 年 3 月第 1 次印刷
书 号 ISBN 978-7-308-16464-1
定 价 28.00 元

浙江大学出版社发行中心联系方式:0571—88925591;http://zjdxcbs.tmall.com

会务组名单

（按姓氏笔画排序）

代 表 组： 毛汪蕾　田　露　朱栋贤　朱锴治
吴画颐　沈雨文　罗　赛　郑方欣

嘉 宾 组： 刘　畅　杨来仪　韩天啸

会 场 组： 马涵之　冯　冰　张育源　郑柘炀
姜易卓　娄一川　徐枣旭　诸家怡

技 术 组： 刘振宇　胡一捷　梁庭源

重要援助： 李　丹　吴灵燕　陈　悠

学生代表兼志愿者：
马　骢　王　悠　孙潇然　沈　阳
范嘉琪　宛晓倩

序

展现在诸位面前的这本书，是根据海内外专家学者在 2015 年“中华传统学术的现代转型——以中医为例”论坛上的发言集结而成的一部著作。论坛的举办和该书的刊梓皆有其特定的时代背景，均源自对今天的全球化与中华民族伟大复兴的思考。

21 世纪里全球化迅猛发展，人类与自然，以及不同文明、不同国家和不同社群之间的冲突不断加剧，危机频发，同时又是对话、交流、融合、综合的时代。我们今天亲眼目睹和亲身经历的中华民族的伟大复兴便是在此背景下出现的。

经过 100 多年的沉沦，中华民族终于从边缘回归中心，迎来又一次复兴的时期。具有多元一体化的历史经验与传统，以和而不同、和平发展为特色的中华民族的伟大复兴，构成了这一新时代到来的标志，为未来世界的发展提供了新的思路与选项。这不仅表现在经济、政治上，更重要的是应表现在文化上。

虽然新一轮复兴期到来的重要标志是国人对传统文化的态度发生了根本性的转变，但目前中华民族的复兴主要表现在经济与政治上，而非文化上。经济与政治的复兴为文化的复兴奠定了坚实的基础，而文化的复兴与否实为经济、政治的繁荣和国家的富强能否持续并走向更辉煌顶峰的关键。推动中华民族文化的复兴理所当然应是中国文化人的职责与使命。

学术是文化的精华与话语权的核心所在。学术的复兴构成了中华民族文化复兴的基础，也是中国学者的职责与使命。100 多年来，中华传统学术在努力学习、吸取和消化外来学术的同时，又面临着被肢解和摒弃的命运。以中华传统医学来说，中医不仅陷入了从业人员萎缩、影响下降、学术传承岌岌可危、创新与转型步履维艰的困境，而且曾遭遇了被禁止与取缔的严重危机。中西医的结合往往使中医成为西医的养料与陪衬。

不过，随着中华民族的复兴，中华传统学术包括医学衰落和边缘化的时代将会宣告结束，并进入又一新的复兴与繁荣时期。今天我们聚集在此，就是为了探讨中华传统医学与中华传统学术如何走出过去，迎来繁荣光明的未来。

从文化相对主义的立场来说，建立在西方文化基础上的西医，是无法正确解读中医的。西医主导下的中医现代化只会造成中医被人肢解与消亡。因此，中华传统学术与中医的复兴应以自己传统的核心价值为根本，以西医为主的域外医学为养料，借鉴、运用其理论、运行机制、教育制度和先进科技手段来发展、壮大自己。

和以往不同的是，今天中华民族的复兴是在全球经济一体化的背景下展开的。全球经济的一体化，势将推动全球政治与文化的一体化。多元一体格局的逐渐形成，要求中华传统学术的发展，包括中医的复兴及其现代转型，必须面向未来，面向世界。这就意味着我们应从传统的天下观出发，超越中医与西医、中学与西学的对立，从全球的视角看问题。因此，我们应继续全方位的学习，消化域化学术包括域外医学，而推动中华传统学术的发展（包括中医的复兴及其现代转型），其实也就是促进未来新的全球学术和世界医学发展的过程。显而易见，中华传统学术与文化的复兴与成功转型不仅将进一步促进中国经济与政治的复兴，而且将有助于全球经济、政治和文化、学术的多元一体化与繁荣发展。

正是基于上述认知，浙江大学晨兴文化中国人才计划的主持者决定策划、主办“中华传统学术的现代转型”系列论坛。考虑到中华传统医学至今仍具有强大的生命力，具有广泛的实用价值和现代意义，中医的现代转型始终位居其他各传统学科的前列，拥有丰富的经验与教训，既有足以引人深思和予人启迪之处，又具有示范的作用，我们遂决定将2015年“文化中国年度论坛”的主题定为：“中华传统学术的现代转型——以中医为例”，并将其置于“中华传统学术的现代转型”系列论坛之首。

本次论坛以问题为导向，提出以下几大问题：何为中华传统医学，其基本特点是什么？中华传统医学的核心价值与现代意义何在？如何在保持其基本特点与核心价值的前提下完成中华传统医学的现代转型？并据此邀请浙江中医药大学前副校长、国家级著名老中医连建伟教授，中国科学院自然科学史研究所前所长廖育群教授，中国香港大学中医药学院院长劳力行教授，美国耶鲁大学讲座教授、中药全球化联盟主席郑永齐教授，北京中医药大学教授、国医大师王琦教授，分别以“论中华传统医学的特点与核心价值”“中医、西医的历史及其启示”“中医药文化的艺术性和科学性”“西方药学研究的瓶颈与中医药的救赎”“从中华传统文化的现代转型看中医学的发展路向”为题，作了5场大会主题演讲。然后按思想、教育、制度、科技设4个分会场，以“中华传统医学的理论体系及其现代转型”“中医教育与中华传统医学的现代转型”“中华传统医学的运行体制及其现代转型”“科学技术与中华传统医学的现代转型”为题组织了讨论。本书即是在整理上述演讲与讨论，送交发言者审定，并加以增删而成。

两千多年前孔子说过，人能弘道，非道弘人。中医属于中国，也属于世界。我们希望通过本次论坛能深化对上述问题的认知，并希望本书的出版，能让更多的人了解我们思考与研讨的成果，从而为中华传统学术与中医的转型和复兴，为未来全球学术的发展与新世界医学的形成，为中华民族的伟大复兴和世界的发展繁荣贡献自己的力量。是为序。

周生春

2016年3月于浙江大学求是村

目　录

中医与中华文化的困境

郑培凯

各位专家，各位老师，各位同学：

我今天做开幕发言是因为我是完全的外行人，有资格提一些问题，启发大家的思考。取的题目是“中医与中华文化的困境”，我是研究中华文化史的，故而我们清楚地知道中国近200年来文化面临的是困境。困境的好处是什么呢？当我们都知道是困境时，我们才能思考一些问题。能够突破困境，会使文化有光辉灿烂的发展。这是历史上各个民族、各个文明系统都会面临的状况，也是在瓶颈阶段容易爆发的。比如春秋战国，那时是战乱的，出现了诸子百家；中国的近代思想史上，晚清没落、颓败，民国时期开始有了新文化运动。

我们讲中医时，经常会想到中华传统医学。那中医是否是人类生命医疗领域的一支？它主要的发展是跟生命的发展，跟人类生命的关照，跟医疗所面临的病痛相关。这样我们是不是需要考虑到医疗知识体系的多元与一元？我们现在始终讲科学，医疗作为科学是一元还是多元呢？首先，人类发展过程中有不同方式作为生命病痛的解决方法，这样就要考虑多元和一元的关系，这涉及文化态度。其次，医学与治病救人的关系，是医疗的主要目的。还有就是养生延寿。人活着，最主要是要能活着。中医特别讲究养生延寿这类问题，中国古代也有汉朝长生术的极端案例。开始研究这些问题时，是不是该重新考虑中医的某些态度、整个取向的意义？讲中西医结合，要考虑到怎么结合。

中医是从中华文化中衍生出来的。中华传统文化和文化传统是两个概念。中华传统文化传承了过去的一切。而文化传统，可以不断滋生、发展，在整个过程中可以继续吸取新的资源。对于中华文化的前瞻，我的看法是中华文化将在21世纪吸收全世界里我们能看到的新事物。这是中华文化的潜能。这个前瞻是讨论中医、讨论中国整个科学发展的必备条件，而我们就生活在几千年的文化传统里。这个文化思想从古代讲起的话可以借用宋明理学朱熹的“理一分殊”——全世界道理是一个，但可有不同的发展、不同的脉络、不同的纹理。正如五六千年前，在世界各地，人类文明一开始比较接近，但取向不同，“失之毫厘，谬以千里”。就是说不同的文明开始时应为人类面对需要思考和需要解决的问题及自身的处境，采取不同的态度，一旦有了系统之后，系统就会造成不同的分支，发展到后期就产生了差异，甚至有时候相互攻击。所以在整个人类发展过程中，到最后，是不是还是一体多元呢？“一体多元”这个词常被大家使用，这个词对文化理解很重要，就如中医是不是传统文化的一支这个问题，我希望在今天整个论坛上可以探讨到。

20世纪以来，我们出现了一个文化现象：“五四运动”出现了科学主义，科学主义与科学是不同的概念。科学主义有个很强的观念，科学就是对的、好的，不科学就是错的、不好的。一般人认为，整个社会的一般概念里，科学是个不得了的词，科学无可辩驳，一定就是这样的。这就是科学主义，讲什么都拿科学来压。这个使我们鄙弃了中医，认为科学理性就是万能，西医是有根据的科学，中医是吃香灰、喝凉茶的迷信。我自己本身是“五四运动”以来的第三代，我父亲1912年出生，受“五四运动”影响很深，他的观念里坚持认为西方文明好。到我们第三代，我们的成长过程还是这样。我们当时就认为中医讲阴阳五行配五脏六腑，配得好像很有问题。中医认为食物有温、热、凉、寒，以及所有这些对人体的讨论、对生病的讨论，讲究经络脉穴、气血运行，被教育这是胡说八道。这样的教育是一种洗脑的过程。家庭影响是一方面，而我中学读书时，看《蒋梦麟自传：西潮·新潮》，有一章讲孙中山在北京病危时西医没有办法医治，很多人都建议试试中医，后来孙中山同意了，但写下一段话：西医是备有罗盘的航船，中医是海洋中漂荡的舢板，所以仪器精良的航船航行时也可能遇难，舢板也有可能在风暴中侥幸回航，可是当然科学可靠，看中医就是疗补。这让我印象很深，作者当时非常有名，我也觉得作者写得很有道理。

我 21 岁出国后读到了鲁迅的文章，让我印象很深。他讲得很激烈，好几次在自己的文集中讲到中医是骗子，揭发中医草菅人命。所以鲁迅到日本学西医，他变成坚决的革命派，要推翻整个中华传统文化，建设民主、自由、博爱、科学、美好的新中国，把一切都要打翻。正如鲁迅讲的："我们目下当务之急，是一要生存，二要温饱，三要发展，所有阻碍这前途者，无论是古是今，是人是鬼，是三坟五典……全都踏倒他。"这是非常激烈的一种态度。鲁迅先生认为消灭传统是为了解决生存问题、温饱问题、发展问题，害怕中国人会亡国灭种。对历史的思考仍然是过了很久以后还是能够让人思考很多问题的。现在中国能够生存、能够温饱、能够发展，但我们对传统很恐惧，觉得这是一块大绊脚石，认为这是包袱。那我们如何超越这种害怕传统拖累的困境？所以我们需要重新审视传统，对于像《黄帝内经》《马王堆汉墓医书》等这些传统如何定位，是一个值得思考的问题。

中医有好几种说法，比如中医、国医、旧医、汉方医学、传统中国医学、另类医疗法等。究竟用哪个词能突出体现中医的本质与内涵？我们讲西医，就想到科学、现代。那么这里头牵扯到传统与现代的冲突，牵扯到中西医进步与落伍的冲突。这不是专家们的态度。可是我们看社会上大多数人在讨论中医，特别是论辩中西医孰优孰劣的时候，这些词都出来了。而提概念的人到底有没有想过自己在讨论什么？这牵扯到理论和实践的问题。近代中华文化颓败的问题影响了我们的思维。我们到了应该超越中华文化颓败对我们思想影响的时期，然后才可以往前进一步思考。

中医典籍的理论，其实是文化思维的问题。古代的医书大都出现在汉朝。这可能反映一件事。中华文明发展经历了春秋战国的百家争鸣后，经历了对人文概念的探讨后，到了汉代，在医术上具体的医疗开始理论化、思想化、系统化。汉代之后这些能够形成到底反映什么问题呢？这其实是历史文化积累的问题。比如中医讲气脉思想。古人讲到活的问题，宇宙是活的、自然是活的、人体也是活的，活的就有气脉流通。“天行健，君子以自强不息”，说明天是活的，人体也是这样。医疗思维阶段进入汉代，形成理论。有气就有生命，没有气就没有生命，并不是单纯地摸摸人有没有气，其背后有整个宇宙观。这个意思就是自然大化，血气流通，是生命体的展现，讲的是人体跟整个自然是一个对应，就是天人合一。天人合一理论出现得很早，成型是在汉朝形成医疗理论之后。阴阳消长，对自己的身体和外在的世界的观察等这些成型本身就影响到具体的经验医疗，比如临床医疗。《马王堆汉墓医书》中很多是关于养生之道，治病只是养生的一个方式。汉代特别重视房中术，汉朝人对于房中术的态度，和我们现在对于性的态度不太一样。汉朝人认为它是作为自然调节的方式，“饮食男女”是非常重要的问题，房中术是跟养生有关的。到后来，特别是到宋朝以后，对于男女问题的看法，很封闭。

当时中医里出现了针灸与经脉学，经脉不是解剖学的实证系统。人和动物体确实存在不同的神经传导系统。对于长远发展最重要的困境有两个：一个是很多中医只是承袭以前，没有发展；另一个是中医落后于西医日新月异的医疗新知。中西医结合的好处是吸收所有医学知识好的方面。关键是，在顺应自然的同时能够治好病。中医在这些角度有许多值得探讨的地方。

西方药学研究的瓶颈和中医的困境

郑永齐

首先要谢谢主办单位的邀请，给我机会和同仁、同学们交流。有机会见到老朋友，也有机会认识新朋友。

刚才我听了郑培凯教授的演讲，我来先试图回答郑培凯教授的问题：第一个是我觉得没有实证医学证明的，并不代表它不存在，这是过去的所谓的科学主义。所谓的科学主义就是他们质疑当时没有得到验证的东西是被否定的，这是错的。就跟今天我们没有证实它对与不对，就说它不存在，这也是错误的。科学是在不断进步的。我们今天能够解释，但这个解释明天就不一定是正确的了。有真理存在，但真理在改变。不能犯类似于胡适以前非本行的人讲本行的错误。权威只是存在于你的领域里，不能转换到其他领域里。

第二个是中国人最怕的亡国灭种。其实汉人的种，根本不纯。中华民族不等于是纯汉族，中华民族是多元化的民族，总是不断地在变化。不要以一个很闭塞的观念去思考这个问题。灭种是不可能的。但是不是全世界的种都是有问题的？这是另外一个问题。讲粗俗一点，本来就该死的人，包括我自己，现在还没死，从优生学的角度以及从长远看是否有问题呢？研究医学是否在真正地为人类做贡献是一个很值得思考的问题。还有一个问题，什么叫作亡国？民族的观念很重要。国只是一个短暂的时期，民族则是更长远的。没有历史上各个种族的迁移，也不会有中华文化的灿烂。

我今天要讲的话并不代表真理。我很愿意接受挑战，这就是科学家。我们需要区别什么叫科学，什么叫哲学。

我演讲的内容包括四个角度：第一个，我是谁？第二个，我为什么要走入中医领域以及我想要解决的问题。第三个，我在过去15年介入研究中药中，我的经历是什么，我对中药的评价是什么。最后，中药既然是解决人体健康的，那么对中药而言什么是挑战，又该如何解决，以及我对中医未来的期望是什么。

我认为未来没有中医、西医之分，就是一个字，医。而药，也就一个字，没有中药、西药之分。过去由于发展的原因，将医和药分成两类，这两类迟早要产生焦点而汇聚。过去一直认为中医落后，但从现在医学发展来看，西医在走进中医的领域。过去对中医一直知其然却不知其所以然，一旦掌握这些，实际上可以把过去老祖宗的经验提升到整个领域，引导西医未来的发展。任何现象都有物质的基础，中医提供了经验，一旦找出了理由，对世界未来的知识贡献就会非常大。只是我们现在不知道中医的理论。现在已经可以证明中医在某些领域里面可以超乎西医所想象的。但同样，中医也不是万能的。现在一旦证明有完全新的领域，很可能就是中医引领的新知识。

我现在想到了天人合一：古代的人，为解释人跟宇宙的关系，就把人放在宇宙的系统里。这根本是一个系统学的观念。所以天人合一的观念可以扩充到系统学的观念，再应用到各个方面。昨天一位学土壤管理的同学送我过来，谈到土壤和宇宙也有关系，所以在这个地方，也可以作为一个天人合一的观念。而原子里面最基本的中子、核子，都是在一个原子里面，这也是一个天人合一的系统。西方世界现在对事物的观念进入系统学的认知。而原始的中国观念，主要认为人就是人，宇宙是宇宙。学中华传统的人，要学基本的观念，并从中引申出新的观念。并非只是守护传统，重要的是这些观念在今天的世界里如何发扬光大，重要的是将今天的中医引申出来，成为未来世界医学的基石。

我是谁？我祖籍北京，有将近一半血统是满族人的。在中国台湾长大，学化学出身，我对生物化学感兴趣，但当时完全不知道什么是药理学。到美国后，我发现我主要的兴趣是针对癌症和病毒的药物发展——研究如何让一个药起作用，来帮助药物发展。在这过程中我会发现药的缺点在哪，那么是否能产生新的化合物，取代缺点，产生优点呢？在人成长的过程中，兴趣及方向会改变的，这和知识有关。整个过程，需要和其他专家合作，不要怕别人把你的东西拿去，因为每个人的能力有限，你做这件事情是为完成自己的兴趣。要开放，因为时间是有限的。所以，我的团队包括从基础医学到临床医学的每一位，相互磨合，这是一个医学的团队。我今天很有幸讲的不只是我一个人的工作，而是过去40多年团队的成果。我最有兴趣的是癌症和病毒，病毒和癌症有相当大的关联性。下面列举出来我特别有兴趣的几个病毒的研究成果（表1）。

表1　在临床不同阶段下的实验室（或和合作方一起）所发现的化合物

<table>
<tr><th>化合物</th><th>代表</th><th>临床阶段</th></tr>
<tr><td>DHPG（丙氧鸟苷）*</td><td>CMV</td><td>通过</td></tr>
<tr><td>3TC（拉米夫定）*</td><td>HBV</td><td>通过</td></tr>
<tr><td>L-FTC（恩曲他滨）</td><td>HBV</td><td>通过</td></tr>
<tr><td rowspan="2">L-FMAU（克来夫定）</td><td rowspan="2">HBV</td><td>通过（韩国和菲律宾）</td></tr>
<tr><td>Ⅲ期（其他范围）</td></tr>
<tr><td>L-OddC（曲沙他滨）</td><td>实体瘤</td><td>Ⅰ期或者Ⅱ期</td></tr>
<tr><td rowspan="2">L-FdC（艾夫他滨）</td><td>HIV</td><td>Ⅱ期</td></tr>
<tr><td>HBV</td><td>Ⅰ期或者Ⅱ期</td></tr>
<tr><td>D-4′Ed4T</td><td>HIV</td><td>Ⅱb期</td></tr>
<tr><td>PHY-906</td><td>癌症</td><td>Ⅱ期</td></tr>
</table>

注：*表示该化合物没有持有专利；CMV代表巨细胞病毒；HBV代表乙肝病毒；HIV代表人类免疫缺陷病毒。

乙肝病毒，会引起肝炎、肝硬化、肝癌，几年前是不可医治的，现在它引起的肝炎已经不再是不可医治的疾病，目前治疗水平已经在不断进步。我的方式是病毒有自己的DNA大分子，与正常组织DNA相当不一样，这个是病毒的独特性，先研究这些病毒的独特性，找到这个独特性引起的变化，再找针对这些变化的化合物。在过去一段时间里有人认为病毒需要正常细胞提供营养物质，如大分子、酵素，所以很难有特效药，更别说副作用小。这是不对的，用我做例子：现在世界上，医用的3个药都是我实验室发现的。1985年，艾滋病流行，病人整个免疫系统受巨细胞病毒感染的挑战。艾滋病病毒感染者人数在不断变多。所以市场不是那么死板的。另外，目前全世界最大规模的公司是医药公司，如果不很快转型，就可能会被取代。

1990年初，对中国人来说最大的问题是乙肝病毒，能不能用同样的策略发展抗乙肝的药物？随后开展研究发明出了第一代抗乙肝的药，现在第二代、第三代也在发明中。美国政府对乙肝病毒是没有兴趣的，乙肝病患者主要是亚裔，所以它不是美国优先考虑的，当时耶鲁大学觉得这个药物没有它的市场。等到这个药物开始发展，大家才发现市场很大。同学们，不要太现实，你在大学不是为了你的工作，如果是为了工作，会很容易就受挫。机会因时而变，优秀的人不会找不到工作，只要你够优秀，就行了。这就是中国的哲学，"修身，齐家，治国，平天下"。在肿瘤方面，我跟所有科学家一样，研究多年，结果只能帮助病人，找不出特例。是不是西方对肿瘤的药物发展观念有问题呢？西方的观念是用简化手段找出病因，针对病因下手。对一个疾病而言，病因的产生是有很多原因，疾病发展以后，有更多原因使它恶化，一个靶点是不够的。目前医学界里，很多人还在继续这条思路，会有贡献，但不可能唯一。既然这个思路有问题，那能不能考虑多靶点呢？利用多个化合物针对多靶点下手，这个多靶点，不只是必须针对疾病的组织，可考虑其他有关器官，这是整体性的。目前在西方，分子医学的观念是不足的。

整体医学及系统生物学这两个概念目前是热门领域。另外，对于了解同一个疾病的出发点，不同的人有不同的理由，同时疾病在不断变化。个人治疗也是热门的一个领域。中医老早用不同的手段做个人医疗，主要是主观的。西方医学是客观手段，对病下药。中医，是对症下药。这两个医学有共同点，同时中国自古以来就在治未病，而西方所谓的治未病，说实话也就是摄入维生素和使用物理方法。中医药在这块预防领域有优点：不要把中国食疗当玩笑看，食疗对某些人很有用。根据中医药，做预防医疗，如果好好发展，就可以为世界做贡献。中药不一定要吸收，多半中药在肠子里就可以有效果。如影响肠子里的淋巴细胞，就可以起效果。即使我在领域里工作了已经四五十年，观念还是要不断更新。对于今天讲的话，明天就可能发现不对。为什么呢？如目前认为细菌对身体状态影响很大。细菌的数目超过人的细胞数目的10倍，在肠子里的细菌影响了很多生理状态。每天摄入的东西对肠子里面的细菌也有影响。影响了细菌在肠子里面的生存状态，就会影响身体状态。西方人目前摄食细菌，中医会使用粪便、童尿，说不定是同一道理。西方现在摄食的益生菌来源于粪便。所以以前认为不合理的，反倒是现在发现有其道理。

中医药的未来发展、品质和管理是重要因素。在国内的药厂，把《药典》当作“圣经”，作为指南，这大有问题。因为有的《药典》里的化学成分不是所有的有效成分。西药是单一成分，但容易复制；中药是多成分的，相似性很难一致，所以产品可以独一无二。另外中药数量不同，作用可能不一样，应注意研究。中医药是中华文化中唯一没好好地介绍给世界共享的主要项目，品质管理和均一性是一个大的挑战。就拿中药来说，在中国能有多少土地可以用来种高品质的药材？过多的GAP疫苗失败的经验就应该参考，没好药材，就没好中药；没好中药，就没好中医。中医药的发展是有限的，当前最重要的是种好药材，但地道药材的观念不一定是对的，中药也不一定必须种在中国。在未发展和少工业污染的国家，也可以研究试种，这也是一个好的援外合作的计划。如在南美，当地药用植物和重要药材用法是相近的，人类的经验是可能一样的。

各位，人的寿命是有限的，在有生之年做些有意义的事，不要只考虑物质，到最后总会问问自己：“我对人类和社会有没有贡献？”

中医药文化的艺术性和科学性

劳力行

大家好。首先非常高兴能有机会到浙江大学来。一是谢谢主办单位给我这个机会，很多同学不是中医界的，我在中医界讲得很多，在非中医界讲的次数比较少；第二也感谢主办单位，让我从邀请的几位教授的精彩发言中学到很多东西。我今天要讲的内容，是中医药文化的艺术性和科学性。第一个方面是中华文化和中医药，给非中医界的老师、同学们介绍一下中医的基本概念。第二个方面是中医药在美国的发展，这跟我的背景有关系。我在美国工作了 23 年，先是读博士，而后做教授，从事医学特别是中医药方面的很多课题研究，比较了解它在美国的发展过程。第三个方面是我们来谈谈中医药的科学性，以及中医药在现代社会的地位和传承。

一、中华文化和中医药

中华文化在海外的传承有三种：第一个是中国功夫，如李小龙的武术。第二个是中国美食，如酸辣汤。在美国，每个中国餐馆都有酸辣汤这道菜，每个美国人都知道中国有酸辣汤。第三个是中医，特别是中医针灸。这三个典型已经深深融入到了美国的文化里。

讲到万物起源，大家看这个图（图 1），像不像中医阴阳图？所以说，万物宇宙跟中医的关系是很密切的，古人对中医的天、地、气候的了解都是通过观星象得知。意思就是道生一，一生二，二生三，三生万物，再派生出很多东西。对于阴和阳的概念，今天我在这里不能展开讲，只能强调它的特性，即讲它们两个的平衡：右边热的、明亮的就是阳的，左边冷的、暗的就是阴的，跟中医的关系很密切。

道生 生二，二生二，二生万物。
“阴”面
水
夜晚
混浊
黑暗
重
向下
女性
死亡
冷
……
阳
阴
“阳”面
火
白天
清晰
光明
轻
向上
男性
生命
热
……

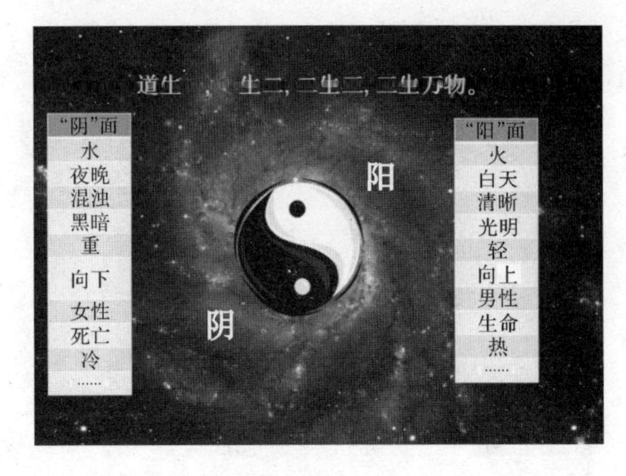

图 1

1. 中医历史上的传奇人物

首先是伏羲传授阴阳哲学观，据传他对于八卦的创立起了很大作用，但真正的起源很难考证。

接下来是神农。他的著作叫《神农百草经》，有句话说：

“神农尝百草，日遇七十毒。”

再接下来是黄帝。这三个人里面，黄帝跟中医特别有关，他是我们中华民族的老祖宗，也是中医的奠基人。他最著名的书是《黄帝内经》。后世认为此书成于西汉，作者就不是他了，而是以他命名的，他也早于成书前，很久以前。同时，黄帝也被认为是中国农业的奠基人。从历史的角度看，他那时应该是一位部落的首领，这本书是托他的名字得到传承的。

2. 中医的传统治疗方法

一般来讲，有五种疗法。一个是中药。一个是针灸。这两个是大家都比较了解的。还有一种是手法，即推拿、按摩。另外一种在西方叫作 Mind-Body Exercise，比如武功、太极，就属于这一类。最后还有食疗，即在不同的疾病情况下，采用不同的食物治疗方法。这五种方法里，前三种跟医生相关，后两种是病人自己做的，不需要医生指导。所以我经常讲，中医强调病人的主观意志，病人自己参与来治疗自己的病。

3. 中医的起源

中医的诞生其实跟中国古代哲学思想有很大关系，特别是《易经》和老子的《道德经》，都强调辩证的方法，对中医发展的影响很大。具体说来，主要是中医里最大的两个概念：一个叫“阴阳”，一个叫“五行”。这两个概念听起来挺虚的，和哲学比较有关系，但应用到中医临床的时候，每个病例的治疗都渗透着阴阳五行的思想。所有的治疗都是为了平衡阴阳，调理人体健康。仔细看这个太极（图 2），阴阳两个部分从面积来讲是完全相等的，但它不是正方形的，而是圆圈，而中间的划分线是弯的。什么意思呢？就是你在任意一个地方一刀横切下去，阴阳两边都不可能相等的，只有把阴和阳的总和放在一起的时候，阴和阳才是相等的。在局部地方，可能黑的很少，白的很多，但整体来看就相等，所以说阴阳是一个整体的概念。

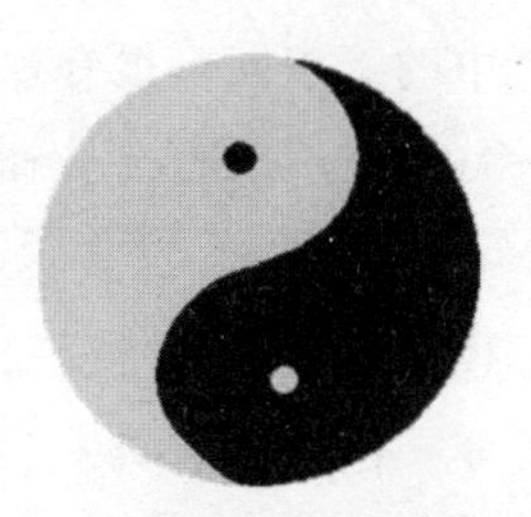

图 2

五行（图 3）说的是世界是由五个元素组成的。五行不是恒定的，是变化的，互相之间相生相克。比如说火可以烧木，最后木烧成灰烬就成了土，土里含金属，金属熔化了就成了液体，而水可以浇灌木；再比如，木可以把土延续，土可以掩水，水可以灭火，金属在火的高温下可以熔化。把宇宙中的自然现象应用到了人身上，就对应上了五脏。这说明人存在于宇宙中，就不会脱离宇宙的一般规律。当然还有“气”的概念。人的气，实际上是一种生理现象。

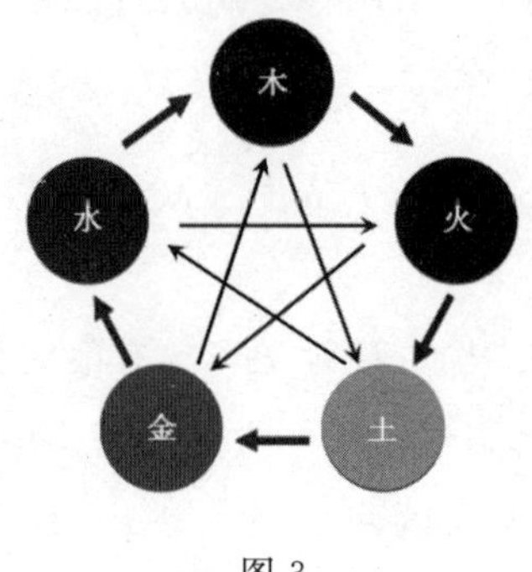

图 3

4. 中医著作与中医医家

关于历史上传承下来的中医著作，早期的时候从春秋到汉代初期有很多著作，即使到现在也是很经典的，每个学中医的学生都应该读这些书，比如经典中的《伤寒杂病论》《黄帝内经》和《神农本草经》等。后来出现的李时珍的《本草纲目》也是一部很有名的著作。其中，《黄帝内经》中的《灵枢》和《素问》，可以说是中医领域的“圣经”，每个中医师都会学，所以《黄帝内经》必须要讲。它是目前现存最早的中华传统医学书籍。其中的《素问》很有意思，是用问答的形式来写的。《灵枢》讲得比较多的是针灸的穴位，是讲治疗的。虽然，一般认为《素问》是用于指导中医治疗的，但其实这本书最强调的是预防。这很容易理解，因为在古代的时候，医药没那么发达，病人没那么容易治好，所以预防非常重要。比如《素问·上古天真论篇第一》就是讲预防：

昔在黄帝，生而神灵，弱而能言，幼而徇齐，长而敦敏，成而登天。

乃问于天师曰：余闻上古之人，春秋皆度百岁，而动作不衰；今时之人，年半百而动作皆衰者，时世异耶？人将失之耶？

岐伯对曰：上古之人，其知道者，法于阴阳，和于术数，食饮有节，起居有常，不妄作劳，故能形与神俱，而尽终其天年，度百岁乃去。

今时之人不然也，以酒为浆，以妄为常，醉以入房，以欲竭其精，以耗散其真，不知持满，不时御神，务快其心，逆于生乐，起居无节，故半百而衰也。

——《素问·上古天真论篇第一》

开篇是黄帝和他的官员对答。黄帝问，以前的人，为什么活到一百岁身体还很好，但现在的人活到五十岁就开始衰老，是什么原因造成的？岐伯回答，上古之人，对于道和阴阳都知道得很清楚，该起床的时候起床，该吃饭的时候吃饭，顺应天时变化，所以能活到百岁。而现在的人，喝酒如喝水，生活不节制，所以半百而衰。黄帝已经是四五千年前的人了，他所说的以前的人则是更早的。但这段对话，对于我们现代的人来说，还是很有意义的。

还有一段话是：

虚邪贼风，避之有时，恬淡虚无，真气从之，精神内守，病安从来？

“虚邪贼风”，指的是病痛，就像现在的流行病、感冒等，古人认为虚邪贼风到你身体里后就产生了疾病。“避之有时”，要避开它；“恬淡虚无”，就是说人要清静，想得太多了心里就会乱。“精神内守，病安从来”，就是你根本不用用药，如果你做到了“精神内守”，就不会生病。

《素问·四气调神大论篇第二》，也是同样的观点：“圣人不治已病，治未病；不治已乱，治未乱”，否则就“譬犹渴而穿井，斗而铸锥，不亦晚乎”。等病了再开始治，太晚了；你要治的病还没有开始，就要去预防。打仗的时候才制造兵器，太晚了，所以战争之前就要做准备。当然这也是限于当时的条件，没有足够多的医学方法治疗疾病。

知道做出贡献的医家有哪些吗？扁鹊、华佗、张仲景和李时珍。这里面除了李时珍的时代比较晚一点，其他都是很早期的。那个时候产生了很多好医家、好著作。那么今天我要讲的就是“杏林”的故事，它跟中医特别有关系，“杏林”可是中医的代名词。有个人叫董奉，他与华佗、张仲景齐名，并称“建安三神医”。我在美国医学院工作的时候，有一位家庭医学系医生，写一本书讲到了中医，他就问我说董奉是谁。我没听说过，就回去查资料才找到有关董奉的资料。那为什么董奉没传下来呢？可能是因为他没有著作吧，所以不那么出名，传不下来，而华佗、张仲景都有著作，所以就很出名。董奉的故事是这样的：

> 君异居山间，为人治病，不取钱物，使人重病愈者，使栽杏五株，轻者一株。如此数年，计得十万余株，郁然成林，而山中百虫群兽，游戏杏下，竟不生草，有如耘治也。于是杏子大熟，君异于杏林下作箪仓，语时人曰：欲买杏者，不须来报，径自取之，得将谷一器置仓中，即自往取一器杏云。…… 君异以其所得粮谷赈救贫穷，供给行旅，岁消三千斛，尚余甚多。
>
> ——晋·葛洪《神仙传·卷十·董奉》

董奉住在深山里，医术很好，但很低调。他给别人看病不收钱，他说，看好了，病重的要种五棵杏树，病轻的种一棵就好。几年以后种的杏树发展成了杏林，还有好多动物在帮忙看林子。后来杏树结了很多杏子，董奉说想要杏子的人可以用一斗米换一斗杏子，然后他就把交换来的米施舍给穷人。董奉做了很多好事，帮人看病，不收钱财，还接济了穷人。这个故事强调了他作为医生，很有仁心。

对于中药来说，药性可以分四气五味，就是寒、热、温、凉四气，及辛、甘、酸、苦、咸五种味道。不同的药性治疗不同的疾病。传统上中国人喜欢煎药，我们曾经做过两个中医药研究，一个是在中国香港做的，一个是在美国做的。在美国，我们要给病人煲汤，病人接受不了，觉得这个味道受不了，我们就给他们做了丸剂；我们在中国香港做测试用的是丸剂，病人说这个不是中药，他要喝汤药的。

对于针灸，我们知道，经络实际上是生理现象，人体正常时，气血津液会在经络系统流通，有维持人体健康的作用，比如打通小中天，就是使得经络流通得更畅通。而穴位是人体在病理状态下的体表反应点，所以可以用来治疗病痛的，比如胃痛，可以在相关穴位足三里扎针以疏通，达到止痛作用。针灸在西方非常流行，是很受欢迎的治疗方法。还有一种叫灸的方法，或者叫温针灸的方法，是在针尾放上艾绒，烧一烧，可以产热、驱寒。

二、中医药在美国的发展

为什么西方开始接受中医，而我们中国人对中医却很纠结？中医要如何发展呢？

西方就是“拿来主义”，看到有用就拿来用了。在公元前2000年，西方乃至全世界都是如此，靠吃草根、树皮来治病。后来到公元1000年，认为吃草根不文明，那是中世纪，宗教思想比较盛行，就用祈祷来治病。到了1850年左右，西药才开始起步，但认为西药是迷信，还是喝汤药好。后来到1940年，认为汤药是骗人的，改吃药片，比如阿司匹林就被广泛应用了。到1985年的时候就服用抗生素。我记得我们那时上大学的时候，药理学第一章第一节就是讲抗生素，毕业后到美国进行生理博士深造，重新再学药理学，美国药理学教科书第一章第一节是抗抑郁的药。所以不同的时间里对于不同的病，治疗重点都不一样。到了现在，大家又说抗生素是人工合成的，有副作用，大家还是服草药吧。现在你到美国的超市，可以买到很多自然草药提取的制成品，如大蒜片、人参片等。20年前就没有这些产品，而现在就有很多，因为人们认为这些是食物的补充。

中医的传播，就是中医怎么传到西方的过程。我们先来介绍一下学者。一开始是在朝鲜，那时候梁朝的梁武帝派了医师过去传习医术，就将中医传到了那时的朝鲜。朝鲜跟日本关系比较密切，所以后来由朝鲜传到日本。大航海时代初期，日本与荷兰有很多海上贸易。在1683年，据一个医师记载，荷兰首先运用了针灸来治疗关节炎。17世纪时有两个欧洲人，分别是一个德国人和一个英国人，发表了用艾灸治疗肺结核的文章，而我们现在知道艾灸可以提升人体的免疫系统功能来抗病。1682 年、1683 年的针灸经络图，都没有采用中国人的图像，全部是欧洲人的图像。①

在美国的中医，不一定是欧洲传过去的，很有可能是中国人直接传过去的。很多人认同的一个观点是，欧洲的劳工和中国的劳工到了美国的西部加州一带工作时，很多中国人就从那个时候开始，在劳动时期运用针灸，于是把针灸带到了美国。之后针灸在美国的发展，分了三个阶段。第一阶段：1826 年到 1971 年萌芽探索期；第二阶段：1971 年到 1982 年规范前期；第三阶段：1982 年到现在的发展及规范期。

为什么讲 1826 年为萌芽的起点呢？是因为一篇收藏在美国的医学图书馆的文章。这篇文章发表在《美国内科与外科杂志》上，作者是 Franklin Bache，是一个美国医生，在监狱看病，他用针灸治疗很多肩、颈、腰、背痛的病人，写出了一篇报道。他写了一句结论："我的印象是针灸对于止痛有很大的疗效。"中医在美国的发展就从这里开始，当然之前也已经有很多人在做中医针灸了，但这是第一次在医学杂志上报道了针灸的疗效。1972 年，尼克松访华打开中美关系的时候，有一个纽约时报的记者 James Reston 随行访华期间得了阑尾炎，他就在北京接受了一个手术，手术是常规的西医手术，但术后他出现了很多疼痛，中国的医生就用针灸治疗他，效果特别好，所以他就写成报道，发表在纽约时报上。纽约时报在美国是很有影响力的报纸，之后美国很多人开始研究和使用针灸，因此这是一个转折点。在这之前，针灸只存在唐人街里，应用不广泛。从此，越来越多的西医机构接受针灸，中医药的接受程度要相对小一点。由于很多针灸教学内容其实包括中医，所以中医又被叫作东方医学。

20 世纪 80 年代初期，各个针灸学校纷纷建立。目前在美国，有 60 多所被美国教育部认可的东方医学或针灸学校，有几万名执业中医师；很多州也开始立法保护针灸行业。现在 50 个州中，有 45 个州都有针灸立法，还有很多保险公司也将针灸治疗纳入医保范围。中医针灸

① BACHE F. Cases illustrative of the remedial effects of acupuncture. N Am Med Surg J, 1826, 1:311-321.

在美国的发展有三个里程碑。从 James Reston 开始，很多人开始应用针灸，美国食品药品监督管理局（Food and Drug Administration，FDA）担心这样不安全，需要规管。那时候没有证据证明针灸是足够安全和有效的，所以 1974 年 FDA 就将针灸针定义为研究型的器械（investigational device)，也就是说针灸针只能在实验中用，不能在临床上用。在美国，FDA 是联邦的机构，很多州有自己的立法，它无法干预。到 1996 年，也就是 20 年以后，针灸越来越受到重视，FDA 重新对针灸做了评估，结论是，经过 20 年发展，针灸针在临床治疗中是安全有效的。经过两年时间进行评估整理，FDA 将针灸针重新归类为医疗器械（medical device)。所有有资格的医生，在所有医院都可以合法地运用针灸针。于是针灸针走入了美国的医院，进入了美国的医疗系统。第二年，也就是 1997 年，美国国立卫生研究院（National Institutes of Health，NIH）对针灸疗法举行了一个听证会。听证会上对其疗效和安全性进行了评估，得出了一个很正面的结论，并鼓励开展更多的研究。

关于中医在美国的接受程度，有两个调查。第一个调查是 1997 年哈佛大学医学院的教授做的调查，1000 个人里平均有 27.2 人去看针灸。到 2007 年 NIH 做了个跟踪调查，发现这个比例增加了将近 2 倍，即 1000 个人里有 80 人去看针灸。还有一个研究的结果显示应用针灸的美国民众数量直线上升，逐年增加，说明针灸的潜力很大。第二个调查是，美国全美医院协会调查发现，1998 年 100 家医院里只有 8 家医院应用包括针灸在内的替代补充医学，到 2008 年做同样的调查发现 100 家医院有 21 家提供针灸服务，这也跟前面的调查一致，说明医学界和病人的接受程度在逐年提高。从 1970 年以后，为针灸合法化而立法的州的数量一直在增长，现在差不多 45 个州实现了立法。在这些州里，中医与西医的执照委员会是平行的，只有个别州的中医针灸是在西医的指导下进行的。

中医在大学里的研究进行得如何了呢？我所在的大学——马里兰大学，有 200 年历史，是美国最早的公立医学院。马里兰大学医学院结合医学中心成立于 1991 年，是美国最早设立的替代医学中心，专门研究中药、针灸和其他补充替代医学。医学院还设立了结合医学门诊，比如急性创伤中心，这是马里兰大学很有名的、美国东海岸最大的创伤中心。对于东海岸所有车祸造成的大的急性创伤患者，都是直升机直接把患者送到这里进行急救的。为什么他们会想试一下针灸呢？因为不能对病人使用太多的止痛药，而且止痛效果往往不是很理想，所以希望尝试针灸。后来我就拿了一个很简便的医疗箱，在医院提供针灸服务，效果相当不错。

1996年美国新闻和世界导报报纸的记者特意来采访我们，因为我们在大学中第一次能应用中医，给学生讲中医针灸。报道的题目是“对古老艺术的赞同”（*NOD TO AN ANCIENT ART*）（图4），该报道产生了很大影响。这也反映了中医的发展不只是政府的主导，还有很多民间的努力。还有很多其他报道，比如华盛顿邮报、纽约时报等的。

DO YOU HAVE A CANCER GENE? • ACUPUNCTURE GOES MAINSTREAM
U.S.News & WORLD REPORT
1996 Annual Guide
Best Ways to Stay Healthy
Karen Voight's 7-Day Shape-Up Program
NOD TO AN ANCIENT ART
The FDA has OK'd acupuncture needles—and they could help you
Over 12 million Americans have turned to acupuncture and many more may try—especially if its leap toward the mainstream inspires insurers to cover treatments.

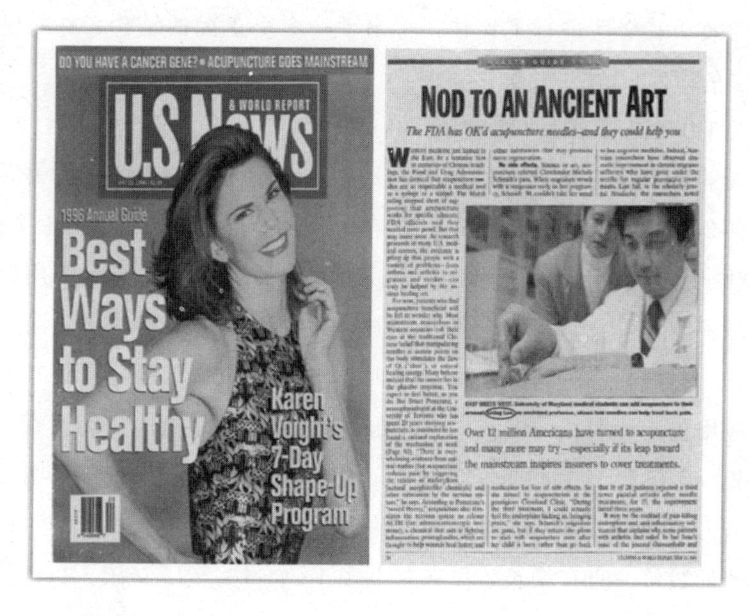

图 4

三、中医药的科学性

一个人要去医院看病，如果没有科学研究，医生要怎么解释，病人要怎么相信。如果没有证据，就没法解释。中国有名的针灸研究学者韩济生院士是中国很有名的研究针灸的先驱，他在 2011 年对 1991 年到 2009 年 SCI 文章做了分析，美国发表针灸研究的文章数居首，其次是中国，再后面是英国、韩国和德国。熟悉这个领域的西方人都知道 *JAMA* 这本医学杂志——美国医学协会的期刊。这个期刊的内科分册在 2012 年发表了一篇针灸对疼痛作用的评估[①]，结论是针灸对腰背痛、腿痛等有明显疗效。还有一篇是在新英格兰医学期刊发表的研究，是用太极来治疗纤维肌瘤，疗效很好[②]。在《内科学年鉴》上的一篇文章报道用针灸来治疗膝关节炎的疗效[③]。还有一个针灸的镇痛机理的研究文章[④]，发表在《自然》杂志的神经科学分册，也是很好的杂志。还有青蒿素的研究里，提到了《肘后备急方》，发表在《自然》杂志分册上[⑤]。中国近年也有不少研究发表在国际杂志上[⑥]，如在北京暴发禽流感的时候，北京的一家医院用了两个中药方子——麻杏石甘汤和银翘散，加在一起治疗禽流感，跟其他西医的抗病毒药相比，疗效相若，病人还好转更快一些。

1. 中医和西医体系的差异

怎么将古人几千年的医疗方法继承和应用于现代社会是一个重要

---

① VICKERSA AJ, CRONINB AM, MASCHINOA AC, et al. Acupuncture for chronic pain: individual patient data meta-analysis. Archives of Internal Medicine, 2012, 172(19):1444-1453.

② WANG CC, CHRISTOPHER HS, RAMEL RBS, et al. A randomized trial of Tai Chi for fibromyalgia. N Engl J Med, 2010, 363: 743-754.

③ BERMAN BM, LAO L, LANGENBERG P, et al. Effectiveness of acupuncture as adjunctive therapy in osteoarthritis of the knee: a randomized, controlled trial. Ann Intern Med, 2004, 141(12):901-910.

④ FLECKENSTEIN J, IRNICH D, GOLDMAN N, et al. Adenosine A1 receptors mediate local anti-nociceptive effects of acupuncture. Nature Neuroscience, 2010, 13(7): 883-888.

⑤ TU YY. The discovery of artemisinin (qinghaosu) and gifts from Chinese medicine. Nature Medicine, 2011, 17(10):1217-1220.

⑥ WANG C, CAO B, LIU QQ, et al. Oseltamivir compared with the Chinese traditional therapy maxingshigan-yinqiaosan in the treatment of H1N1 influenza: A randomized trial. Ann Intern Med, 2011, A155(4):217-225.

的命题。现在很多研究证明中医疗法确实在临床上有效，但如何能保存中医的原汁原味，在这个基础上进行发展，来适应现代社会，大家都对此有所讨论。

对比中西医的差异，最重要的是辨别中医和西医体系的不一样（表 1）。只有认清了不同，你才可以找到一些共同点。在西医体系中很注意疾病的特定性，每个疾病有很清楚的定义，诊断这些疾病有很多实验室指标，很直观。诊断有统一性的标准，治疗也如此。中医则强调辨证论治，同样一个被西医定义的疾病，由于病人的中医证型不一样，用的中药也可能不一样。古代没有实验室技术，就只能用眼睛去观察，用嘴去问，用手去摸，用耳朵去听，然后做个总结。用数千年的总结来形成这个理论，很个体化，每个人都不同，不能完全用西医的标准，传承也很困难。

表 1　中医和西医体系的差异

内容	西医体系	中医体系
指标	注重疾病的特定性	强调辨证施治
	依赖实验室指标（直观）	四诊合参（抽象）
	诊断的统一性和标准化	强调个体化的辨证
	治疗的统一性和标准化	综合治疗方法，包括针灸、中药等

这里有三组概念的对照，我们不能混为一谈。

第一个是西医的研究方法跟中医不一样。西医从机理到临床，不能马上在临床应用，要从细胞开始，经历动物实验，慢慢发展到临床。那么中医是否有必要再回到基础实验呢？如果是，其目的又是什么？中医强调临床疗效，这一点应该提。这 20 年来，在医学领域出现一个新的方法叫作循证医学，以病人为中心，不是只看实验室指标，因为很多病人的实验室指标也许正常，但病人回家还是可能不舒服，所以现在很强调以病人的感受为中心的治疗。这对中医来讲，循证医学是很好的契机，因为它不强调机理，而是强调把病人治好，安全又有效，这个疗法的临床价值是得到肯定的。而后再回头弄清为什么有效，这就大大缩短了临床研究和推广的周期，对中医的发展很有帮助。如果要弄清机理，可能要再花上10年、20年，甚至更多的时间进行机理研究，才能让病人受惠。

第二个是中医研究和中药研究的区别。中医研究是阴阳五行的理论，以及用这些理论指导下的治疗效果；而中药研究是关注药物的有效成分。中药不是化学合成的，而是自然界长出来的，所以中药往往不像西药那么看似强效。但中医药的应用在于辨证，是用巧劲——用钥匙开对锁就可以开锁，不像西医是强劲的，西医像是用一把锤子把门砸开。

第三个是中医现代化和中医西医化的区别。中医现代化不等同于中医西医化。中医现代化是用传承保持中医，但研究方法可以参考现代方法。

2. 进行中医研究的目的和路线

开展研究的目的是解决问题，希望很多人可以一起来解决。验证中医的有效性是整个领域研究的基础。不同的问题有不同的研究方案。比如，如何确定中药的安全性，以及中药在防治某些疾病上是否比西药更好？中医是否能提高病人的生活质量，让得癌症的病人在承受西医的化疗之外还有其他选择？还有中西医结合能否减轻西药的副作用？这些都值得好好讨论。

从研究方法来讲，如何看待用现代的研究方法评估中医？我个人认为，中医现代化不是要削弱中医，而是要加强中医的合理运用，要研究用哪个疗法对哪个疾病和症状效果最好，哪个疗法的临床效果最佳。一个试验的失败不等于总体的失败，只要吸取教训继续试验，就有成功的机会。这样就是很成熟地看待我们进行的研究，而不是那么消极对待。要学会换一个思路，现在只不过是没找到合适的方法来体现出中医的价值而已。还有就是如何体现病人选择治疗方法的权利，要强调以病人为中心，要给他多个选择。还要界定行业行医范围，对于界定中医，比如有中医执照；考中医的知识，并不考西医；行医就只能是在中医的行医范围内进行。这到现在还是问题。中西医结合是如何结合的，还是要再考虑和探讨的。还有关于中医教育，很多人认为要市场化，改教学大纲，不学传承，不读四大经典，这对培养中医学生不利。在配合现代医学知识的时候，应该强调中西医医生的沟通交流，如何为病人提供最好的中医治疗和最好的西医治疗，而不是简单的中医医生用西医治病，西医医生用中医药治病。

所以从策略和方法上来讲，第一，要用严密的科学方法但又不失传统中医的精华。这个很重要。不能说因为要科学化而强调一致性，比如针灸，减去很多步骤以后结果没有疗效了；或者没有辨证的中医药治疗，就体现不出中医最大的疗效，因为失去了中医的精华。第二，在最大限度地发挥中医的有效性的同时又不放弃严格的科学研究方法，譬如说基本的科研方法，如合适的随机、适当的盲法等。第三，定位，对中医进行定位到底是为了去跟西医比较，还是西医化，还是中医精华的传承？如果允许百花齐放，那么各个方法都可以用，不一定非要用一种方法，要发挥中医优势，利用现代科学能够阐释中医药的作用机理，但不应是改变中医辨证施治的特点。

注：本文图片均来自演讲幻灯片截图。

中医的核心特点与价值

连建伟

尊敬的各位领导、嘉宾、老师、同学：

大家下午好。

今天有缘到浙江大学，我想讲的这个题目，是浙大给我命的题，让我讲一下中医的核心特点与价值。这个题目不太好讲，所以我考虑以后，准备了这么几点。

一、中医是以中国古代哲学作为理论基础的医学

中国的古代哲学，认为人有三宝：精、气、神。所以在最早的《黄帝内经·素问·金匮真言论篇第四》就讲了：

> 夫精者，身之本也。故藏于精者，春不病温。
>
> ——《素问·金匮真言论篇第四》

精，是人体的根本，只有这个人真精潜藏了，他在春天才不至于发温病。

我们中国古代的老祖宗是非常聪明的，有《黄帝内经》传下来了。春天往往要发生瘟疫。SARS，就在春天发生。还有一些传染病，也是在春天发生，所以我们老祖宗说“藏于精者，春不病温”。

而且中医非常讲究阳气：

> 阳气者，若天与日，失其所，则折寿而不彰。
>
> ——《素问·生气通天论篇第三》

阳气就好像天，好像太阳。如果丧失了阳气，人就要短命夭亡，不可能有一个健全的身体。

又讲到“神”：

> 得神者昌，失神者亡。
>
> ——《素问·移精变气论篇第十三》

精能生气，气能生神。只有保持良好的精气，人才有神。临床上，病人面色萎黄，语言低微，这种病就是失神了。

我们中医又讲到邪和正的关系：

> 邪气盛则实，精气夺则虚。
>
> ——《素问·通评虚实论篇第二十八》

“邪气盛”，比如感受了风邪，感受了热邪，感受了寒邪——这种外来的病邪，往往是一种实邪。这个“夺”，就是“虚脱”的“脱”，古代写成“夺”。那么人的精气消耗光了，这个人就虚了。所以又讲到：

> 邪之所凑，其气必虚。
>
> ——《素问·评热病论篇第三十三》

为什么病邪能够侵犯人体？主要还是精气已经虚弱了。“正气”虚弱了，免疫功能下降了，就不能抵御疾病对人体的侵犯。

而且中医是讲究阴阳的，认为一阴一阳为之道，阴阳者，天地之道也，也就是自然界的对立统一关系。比如说，有天就有地，有男就有女，有明就有暗，有山就有水，这是一种自然界对立统一的关系。所以古人就想到，把这种阴阳学说放在人体上：

> 夫言人之阴阳，则外为阳，内为阴。
>
> 言人身之阴阳，则背为阳，腹为阴。
>
> 言人身之藏府中阴阳，则藏者为阴，府者为阳。
>
> 肝心脾肺肾五藏皆为阴，胆胃大肠小肠膀胱三焦六府皆为阳。
>
> ——《素问·金匮真言论篇第四》

人的外表是阳，而体内是看不到的，是阴。腹部要比较隐蔽一些，背上可以露出来，所以背为阳，腹为阴。所谓“藏”就是五脏，即心、肝、脾、肺、肾，这五脏为阴。因为“藏者”藏精气而不泄。腑是要泄而不藏。比如胆，它分泌胆汁，要排泄。胃气要下降，包括大肠、小肠、膀胱，都要让它通泄，这个就称为阳。

而且又讲到了：

> 治病必求于本。
>
> ——《素问·阴阳应象大论篇第五》

这个“本”就是根，我们治病必须要治其根本，本在哪里？本就是阴阳。病总是阴阳的某一个方面有失偏颇。是阴虚呢，还是阳虚呢？是气虚呢，还是血虚呢？是五脏的病呢，还是六腑的病呢？等等。所以治病必求于本。你别看只有六个字，这可是中医的特点，中医的关键。我们看病必须要找治本的医生。如果不治本，那就是头痛医头、脚痛医脚。

《黄帝内经》里还讲到了：

> 夫邪之生也，或生于阴，或生于阳。其生于阳者，得之风雨寒暑；其生于阴者，得之饮食居处，阴阳喜怒。
>
> ——《素问·调经论篇第六十二》

病邪的产生，或者是生于阴，或者是生于阳。所谓生于阳就是来自于大自然的风、雨、寒、暑；生于阴就是体内造成的，往往就是你的饮食居处，饮食失节、过冷过热，或者居处低下潮湿。后面这个“阴阳”是指男女的性生活。性生活的不和谐，过分地消耗了人的精力。还有就是“喜怒”，暴喜暴怒，也要得病。

《黄帝内经》说：

> 余闻五疫之至，皆相染易，无问大小，病状相似，不施救疗，如何可得不相移易者？
>
> ——《素问·刺法论篇第七十二》

《黄帝内经》是以黄帝和他老师一问一答的形式写成的，黄帝的老师叫岐伯。这个“五疫”——就是各种各样的瘟疫，各种各样的传染病。不管是大人也好，小孩也好，病状都是相似的。如果不去给他抢救治疗，怎么可以使得瘟疫不互相传染呢？黄帝问他的老师，岐伯就告诉他：

> 岐伯曰：不相染者，正气存内，邪不可干，避其毒气。
>
> ——《素问·刺法论篇第七十二》

黄帝的老师说，也有不互相传染的。不互相传染要做到这十二个字，叫“正气存内，邪不可干，避其毒气”。人的体内有充足的正气，按照现在所说，就有很好的免疫功能，这个病邪就侵犯不了人体。但是不要认为，自己身体好，就可以不用害怕被传染，也不行的，还是要“避其毒气”。这个“避其毒气”就是要预防传染。所以，我们中国古人是有大智慧的。

这是第一个特点。

二、中医是治未病的医学

《黄帝内经》中关于养生之道的说法如下：

> 其知道者，法于阴阳，和于术数，食饮有节，起居有常，不妄作劳，故能形与神俱，而尽终其天年，度百岁乃去。
>
> ——《素问·上古天真论篇第一》

知道养生之道的人，应当按照阴阳的规律去养生。比如夏天，阳热很重。那么我们怎样来避暑，怎么样来躲避自然界对我们人体的伤害？冬天是非常严寒的，特别是我们中国的北方，非常冷。那么我们怎么躲避这种阴寒对人体的侵犯呢？这就叫“法于阴阳”。所谓“和于术数”，就是要知道一些养生的方法，比如说一些按摩、气功等。吃东西、喝水都要有节制，生活起居要有常度，不能没有规律。所谓“不妄作劳”，就是人要劳动，但是不能过分地拼命干活。只有根据大自然的规律去养生，做到“食饮有节，起居有常，不妄作劳”，才能保持形体和精神的高度统一——“形与神俱”，才能“终其天年”。大自然给人的寿命，称为“天年”。大自然给人的寿命是多少呢？我们中国古人就认为可以活到一百多岁，“度百岁乃去”。

下面这段很有意思，讲了为什么常人过不了一百岁：

> 今时之人不然也，以酒为浆，以妄为常，醉以入房，以欲竭其精，以耗散其真，不知持满，不时御神，务快其心，逆于生乐，起居无节，故半百而衰也。
>
> ——《素问·上古天真论篇第一》

现在的人和那些懂得养生之道的人不一样啦。他们把酒当水一样拼命地喝。这个“浆”，就是水。“以妄为常”，胆大、妄为、胡来。喝醉了酒还要行房事，“以欲竭其精，以耗散其真”。以自己这种性欲来消耗了自己的精力，耗散了自己的真气。“不知持满”，所谓“持满”

就好像手里拿着一个满满的盛着水的杯子，要小心不要把它搞翻了。经常地消耗自己的精神，只要心里痛快就行。这和养生的乐趣是背道而驰的。正因为起居无节，所以五十岁时人就衰退了。我们可以看看我们身边的人，事业还挺顺利的大老板或者当官的，说去就去了的，很多这样的例子。

> 夫上古圣人之教下也，皆谓之虚邪贼风，避之有时，恬淡虚无，真气从之，精神内守，病安从来？
>
> ——《素问·上古天真论篇第一》

上古，也就是远古，就是文字还没有发明以前。圣人，就是具有高尚道德品质的人。人们把孔子认为是圣人，把老子认为是圣人，把释迦牟尼认为是圣人。这些有高尚道德品质的、有大智慧的人认为"虚邪贼风，避之有时"。这个邪是趁人体质虚弱才侵犯到人体内，就好像"风邪"（就是感冒）。三个人跑出去，外面在刮着大风，回来后有一个人感冒了，两个人没感冒。往往感冒的人就是体质差的人。所以叫"虚邪贼风"。这个"风"就像贼一样，家里门窗没关好，他就来了。所以对这些自然界的致病因子，我们要躲避它。那么我们自己得"恬淡虚无，真气从之"，要保持非常平静、安宁的心态。对外，我们要躲避来自于大自然的种种致病因素；对内，我们要保持一个非常良好的心态，我们能够把持住精神，疾病又能从哪里来呢？

> 是以志闲而少欲，心安而不惧，形劳而不倦，气从以顺，各从其欲，皆得所愿。
>
> ——《素问·上古天真论篇第一》

要保持一个健康的身体，我们要"志闲而少欲"。"志闲"的"志"的底下是一个"心"字，就是说心里头不要有太多欲望，要少欲知足。"心安而不惧"，心要安宁，就没有什么可害怕的。"形劳而不倦"，人是要劳动的，但人不能一直处于疲倦。正因为能做到"志闲而少欲，心安而不惧，形劳而不倦”，人的真气才顺畅，而且欲望容易得到满足。“各从其欲，皆得所愿”，按照现在的说法，我们的幸福指数就挺高了。

> 故美其食，任其服，乐其俗，高下不相慕，其民故曰朴。
>
> ——《素问·上古天真论篇第一》

吃什么都觉得挺香的，穿什么衣服我们都无所谓，不一定要穿名牌。我们和老百姓打成一片，入乡随俗。我们不羡慕地位高的人，这样的人民才是淳朴的人民。

> 所以能年皆度百岁而动作不衰者，以其德全不危也。
>
> ——《素问·上古天真论篇第一》

所以人的年龄能够到达 100 岁以上，而且人的行动还不衰退，主要是这样的人具有高尚的道德品质。正因为“德全不危”的大度，所以“仁者寿”。

我到好多地方讲养生，我不说饮食。我就讲你们要好好读《黄帝内经》，要保持一种良好的道德品质，以德养生。真正具有高尚道德品质的人能长寿。故而中国古代认为“仁者寿”，又认为“大德者，必得其寿”。所以有讲到：

> 圣人不治已病，治未病；不治已乱，治未乱，此之谓也。
>
> 夫病已成而后药之，乱已成而后治之，譬犹渴而穿井，斗而铸锥，不亦晚乎！
>
> ——《素问·四气调神大论篇第二》

有高尚的道德品质以及有大智慧的所谓“圣人”，“不治已病，治未病”。不要等到疾病产生了才去治，要在没有病的时候就开始调养。治人跟治国的道理是相通的，治理国家要“不治已乱，治未乱”，不要等到天下大乱了才去治理，而是平时就要治理。

等到疾病已经变成了大病才去吃药，就好像一个国家已经大乱了才去治理它，就好像口渴了没水喝，我们才去打井，也就好像发生了战斗，没有兵器，我们临时去打造兵器，不就晚了嘛！所以说：

> 上工救其萌芽，必先见三部九候之气，尽调不败而救之，故曰上工。下工救其已成，救其已败。
>
> ——《素问·八正神明论篇第二十六》

这个“工”指的是医生。“医者，治病工也”，古人看待医生是治病的工匠。上等的医生，在疾病的萌芽阶段，就要救治它，而下等的医生，等到病已成，病已败，就是预后不良了，再去治疗，怎么治得好呢？哪怕是华佗再世，也是不行的。美国算是科学先进了，但其国民的平均寿命不到 80 岁。所以要救其萌芽，不能救其已成或救其已败。

下面这段条文出自张仲景的《金匮要略》：

> 问曰：上工治未病，何也？师曰：夫治未病者，见肝之病，知肝传脾，当先实脾……中工不晓相传，见肝之病，不解实脾，唯治肝也。
>
> ——《金匮要略》

学生提出来一个问题，“上工治未病”，这是什么意思呢？老师告诉他，治未病就是看到了肝的病，知道这个肝里的病要传到脾，要影响到消化系统，当先的任务是要补脾。一般的人不知道疾病会相传，这就是中医治病的整体观念。中工不知道给他治脾胃，治他的消化系统，就光是治肝，那这个病就治不好。所以我们在临床上治疗一些慢性肝病，甚至一些肝癌时，我们给患者补脾，给患者扶正，患者竟然可以活好长时间，居然还保持很好的生活质量。这个就是古人的大智慧。

三、中医是构建人与自然相和谐的医学

天覆地载，万物悉备，莫贵于人。人以天地之气生，四时之法成。

——《素问·宝命全形论篇第二十五》

天覆盖着地，地承载着天。天地之间产生了万物，而万物之中最珍贵的是人。所以我国老早就提出了以人为本的理念。人，是在天地之间生成的，所以首先要得天地之正气，要有一年四季的正常规律。如果天地正气，四时正常运行，那么我们人才能生长。所以这就告诉我们，如果把生态给破坏了，把大自然给破坏了，天地和一年四季就乱套了，夏天就不热了，冬天也不冷了，往往就要造成灾难。所以人必须要依照自然的规律。所以说：

天有四时五行，以生长收藏，以生寒暑燥湿风。人有五藏化五气，以生喜怒悲忧恐。

——《素问·阴阳应象大论篇第五》

天有四时，春、夏、秋、冬。春是生，夏是长，秋是收，印证了“春华秋实”。冬是藏。春有风，夏有暑，秋有燥，冬有寒。而农历的六月，就称为长夏，主湿，按照现在说，黄梅天多雨潮湿。所以大自然有生长收藏，有寒、暑、燥、湿、风。人跟自然相应，人有五脏，化生五气，有喜、怒、悲、忧、恐。大自然有五行，人有五气。大自然的寒、暑、燥、湿、风，在正常的情况下是养人的，不正常的情况下是伤人的。人的这种情志，在正常的情况下也是好的，但是不正常的情况下也是伤人的。暴喜是伤心的，暴怒是伤肝的，悲思是伤脾的，忧是伤肺的，恐是伤肾的。所以《黄帝内经》里讲：

五日谓之候，三候谓之气，六气谓之时，四时谓之岁，而各从其主治焉……未至而至，此谓太过……至而不至，此

> 谓不及……苍天之气，不得无常也。
>
> ——《素问·六节藏象论篇第九》

五天称为一候，三候十五天就称为一个节气，所以我们农历就讲节气。九十天就是一个时，比如春、夏、秋、冬，三个月就是一个季节。而四时就称为一岁了。气候对人体的影响，叫“未至而至，此谓太过……至而不至，此谓不及”，节气未到，它就来了，这就太过了。比如说五月份气温就高达35℃，就叫“未至而至，此谓太过”。“至而不至，此谓不及”，到现在七月了，还不热，也不对。所以，“苍天之气，不得无常也”，就是大自然也不能反常。所以现在有医学气象学，研究天的问题、自然界气候的问题，这都会对人产生影响。

> 夫道者，上知天文，下知地理，中知人事，可以长久。此之谓也。
>
> ——《素问·气交变大论篇第六十九》

所谓道，就是要懂天、地、人，要“上知天文，下知地理，中知人事”，才可以长久。所以做医生是很难的，要治好病是很难的。

四、中医是致中和的医学

所谓“致中和”，就是我们要把人体调到一种和谐状态，调到一种平和状态。病是由于人体失衡引起的，把它调好了，调到一种平和的状态，不偏不倚谓之中，谓之和。所以讲：

> 凡阴阳之要，阳密乃固。两者不和，若春无秋，若冬无夏，因而和之，是谓圣度……阴平阳秘，精神乃治；阴阳离决，精气乃绝。
>
> ——《素问·生气通天论篇第三》

阴阳是非常重要的，刚才讲治病必求于本，本在哪里？就在阴阳。

要阳气固密，这个人才健康。如果阴阳两者不调和，比如有春天没有秋天，有冬天的严寒而没有夏天的阳热，这就要得病，那么就要调和，达到“阴平阳秘，精神乃治”，阴阳达到平衡，精神才能调好。如果阴阳不平衡，甚至阴阳过度偏颇，造成阴阳的离决，阴气到了极点或者阳气到了极点，那么精气就完全消耗光了，这个人的生命也就终止了。所以要：

> 谨察阴阳所在而调之，以平为期。
>
> 谨守病机，各司其属，有者求之，无者求之，盛者责之，虚者责之……疏其血气，令其调达，而致和平。此之谓也。
>
> ——《素问·至真要大论篇第七十四》

做医生要谨慎地考察，到底是阴虚，还是阳虚？到底阳气太旺了，还是阴气不足？我们给它调和，使它“以平为期”，让它达到平衡。

治病必求其本，要把病因、病机抓住。抓住了病因、病机后，对于邪气实的，我们要去其邪气，对于正气虚的，我们要扶其正，直到气血通达，达到阴阳平衡的健康状态。

五、中医是仁德的医学

> 得其人不教，是谓失道，传非其人，慢泄天宝。
>
> ——《素问·气交变大论篇第六十九》

如果你得到了一个徒弟，不好好地教育他，这就叫“失道”，你把我们的道失传了。但是你如果传给了不适合做这个行当的人，叫“慢泄天宝”。你是看轻了这个宝贝，泄露了上天赐给我们的这一门大道。所以我们要教好学生，医学教育是精英教育，不是大众化教育。如果传给了道德品质不好的人，他会用医学牟利甚至害人。

下面是张仲景在《伤寒杂病论》序言里讲的：

> 上以疗君亲之疾，下以救贫贱之厄，中以保身长全，以

养其生。

——《伤寒杂病论·序》

这就是学医的目的。中国古代讲忠孝，当然现在我们讲忠于人民。“上以疗君亲之疾”，这就是忠孝。“下以救贫贱之厄”，这就是仁爱。“中以保身长全，以养其生”，学医以后，既利人又自利。

张仲景有个大家族，一共有200多人。从建安年间以来，就是公元196年以来，不到10年，他们家族死亡率是2/3，其中传染病死亡率是7/10。也就是说200多人的大家族，到后来只剩几十个人了。所以张仲景说：

感往昔之沦丧，伤横夭之莫救，乃勤求古训，博采众方……为《伤寒杂病论》合十六卷。

——《伤寒杂病论·序》

看到那么多人短命夭亡而没法去救治，所以他必须要“勤求古训，博采众方”，对前人的知识进行了整理，有了《伤寒杂病论》十六卷。

到了唐朝，出了一本好书，叫《千金要方》，又叫《备急千金要方》。为什么叫《千金要方》呢？这本书的作者孙思邈认为：

人命至重，有贵千金，一方济之，德逾于此。

——《备急千金要方·自序》

人的生命是最珍贵的，它贵于一千斤黄金。这里的“千金”不是一千两，而是一千斤。如果我们用一个方子来救治这个病人，从道德上就胜于给了他一千斤黄金。所以他把这本书取名叫“千金要方”，而且这本书里他专门有一篇《大医精诚》：

凡大医治病，必当安神定志，无欲无求，先发大慈恻隐之心，誓愿普救含灵之苦。若有疾厄来求救者，不得问其贵贱贫富，长幼妍媸，怨亲善友，华夷愚智，普同一等，皆如至亲之想；亦不得瞻前顾后，自虑吉凶……昼夜寒暑、饥渴疲劳，一心赴救……如此可为苍生大医，反此则是含灵巨贼。

——《备急千金要方·大医精诚》

他说作为一个苍生大医治病，必须要安神定志，无欲无求，不要在心里想治这个病能挣多少钱，千万不能这么想，要无欲无求。凡是有人来看病，不管他是富贵的还是贫贱的，不管他是年长的还是年幼的，不管他是漂亮的还是难看的，不管他是冤家还是亲人，不管他是中国人还是外国人，不管他是愚蠢的还是智慧的，我们都平等相待，都把他当成自己的亲人。“昼夜寒暑、饥渴疲劳，一心赴救”，这是多么高尚的品质，这样才是苍生大医，反之，就是含灵巨贼。

在清代，吴瑭通写了《温病条辨》，在序言里说：

生民何辜，不死于病而死于医，是有医不若无医也，学医不精，不若不学医也。

——《温病条辨·自序》

老百姓是无辜的，他不死于病，而是死于医生的误治，有医生还不如没有医生。所以学医如果学得不精，不如不学医。所以我说医学教育是精英教育，而不是大众化教育，必须要学得顶尖，否则是害人的。

民国初期孙中山曾和国民党元老胡汉民来浙江，胡患赤痢，经绍兴中医裘吉生诊治而愈，孙中山给裘吉生亲笔题词“救民疾苦”（图 1）。

所以我说中医是仁德的医学。

我的老师岳美中先生，他是第五届全国人大常委会委员，是中医界的一个老前辈。他当时家里挂的一副对联，“治心何日能忘我，操术随时可误人”。有着医术的医生，随时随地可以误人。所以只有你到了忘我的境界，一心为老百姓，你才可能少治错病，就一心一意把病治好。后来，我请浙江中医药大学的朱古亭先生，也是西泠印社社员，

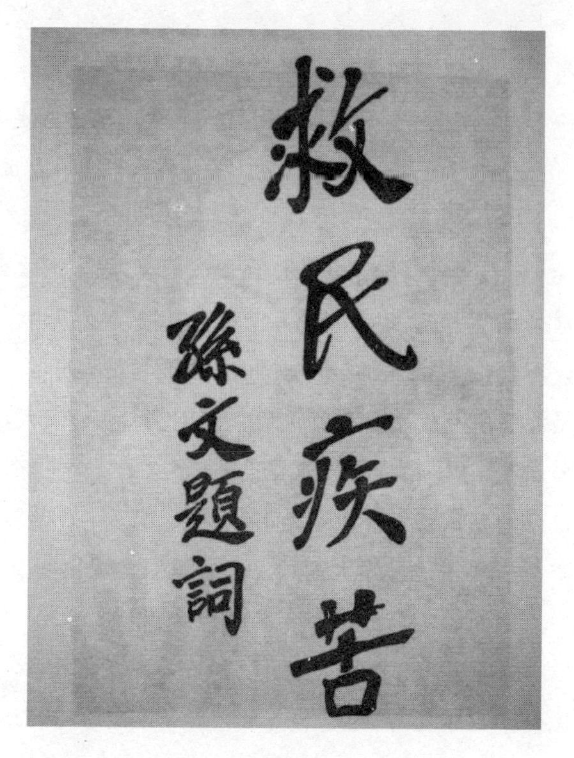

图 1

在 1981 年给我写了诗句以送给岳老（图 2）。

治心何日能忘我
操术随时可误人
无情岁月增是减
有味诗书苦后甜
未出土时先有节
到穷天际仍虚心
是大英雄能本色
是真名士自风流
癸亥初夏连建伟同志来杭嘱为抄录岳美中先生病榻所吟之诗以资纪念云
朱古亭书于杭州

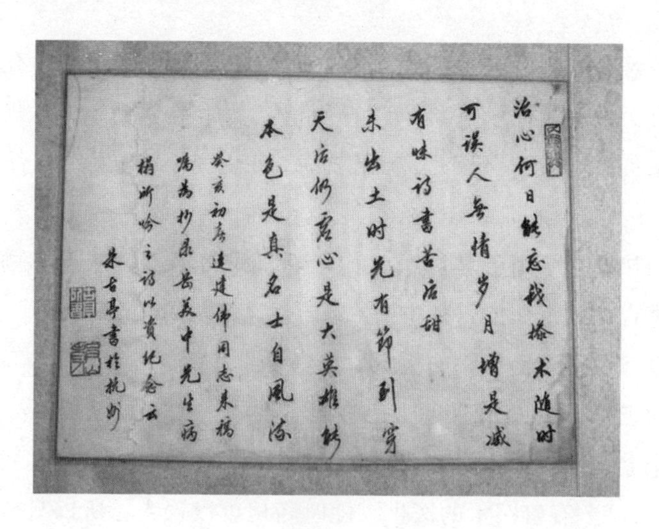

图 2

六、中医的价值

如果用两句话可以概括中医的价值，那么我认为是：

> 中医的价值就是创造出了灿烂的中医药文化，可应临证无穷之变。

我们的中医药文化不是用来看的，是用来在临床上治病救人的，是派用场的。具体体现在理、法、方、药的体系上。

毛泽东曾提到：“中国医药学是一个伟大的宝库，应当努力发掘，加以提高。”[①]（图 3）

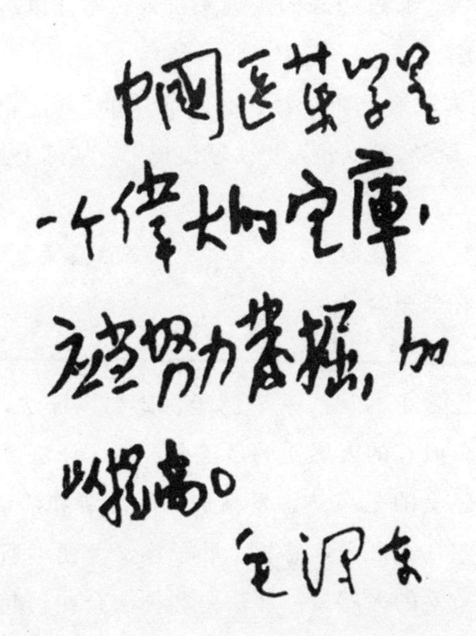

图 3

（一）理、法、方、药

中医的价值体现在理、法、方、药上。

---

① 资料来源于《毛泽东文集》（第七卷），人民出版社 1999 年 6 月第 1 版。

1．理

中医药典籍汗牛充栋。仅现存中医药古籍的数量，据全国统计，就有 13455 种，遗失掉的不算。它占了所有现存古籍的五分之一。从西汉到清代，古籍保留了有 6 万种，其中中医的就有 13455 种。最主要的有《黄帝内经》《伤寒论》《金匮要略》《神农本草经》《难经》《脉经》《针灸甲乙经》《诸病源候论》《外感温热篇》《温病条辨》等。

历代出了很多的大家，最著名的叫金元四大家。在金元时代出了四位大家：刘完素、张从正、李东垣、朱震亨。历代的各家学说也是百花齐放。

2．法

我们中医看病，通过中医的医理来辨证，辨证以后就是审因，然后再决定治疗方法。

中医的治病大法有八种：汗、吐、下、和、温、清、消、补。这八法在张仲景的《伤寒杂病论》里头就出现了。实际上是：

> 一法之中，八法备焉，八法之中，百法备焉。法无定法。运用之妙，存乎一心。

一法之中，包含了八法。举个例子，比如说汗法，出去受风了，要给人发汗解表。但有的人感受的是风寒，那么汗法要和温法配合在一起；如果有人感受的是风热，发高烧，汗法要和清法配合在一起；如果一个小孩子吃坏了肚子，感冒、肚子疼又大便不通，汗法要跟消法合在一起；体质差的人感冒，汗法要和补法合在一起。所以叫“一法之中，八法备焉”。而八法之中又包含着各种各样的治法，但是又法无定法，这就是高明之处啊。辨证论治，但又法无定法，要因人而异，体现个体化的治疗。所以“运用之妙，存乎一心”。在临床上的应用还是要靠自己的灵活判断。

3．方

我们有法，体现在哪里？体现在方上。

最早涉及方的书是《伤寒论》。张仲景写了《伤寒杂病论》，包括《伤寒论》与《金匮要略》。《伤寒论》载方 113 首，《金匮要略》载方 262 首。明代的《普济方》载方 61739 首。这是上下五千年的传承。到了 1993 年，南京中医药大学编著的《中医方剂大辞典》载方 96592 首，实际上中医的方剂已远远超过了 10 万首，其中不少是千百年来行之有效的著名医方，比如我们大家耳熟能详的桂枝汤、肾气丸、六味地黄丸、四物汤、四君子汤、二陈汤、小柴胡汤、补中益气汤、逍遥散等。

10 年前我到台湾，去参观台湾的顺天堂药厂。厂方说他们现在做的中成药中，卖得最好的就是补中益气丸和逍遥丸这两种。我们大陆药厂中的皖西制药厂卖得最好的是六味地黄丸和逍遥丸。这方又是由药组成的。

4. 药

载药最早的是《神农本草经》，载药 365 种。到了明代李时珍《本草纲目》，载药 1892 种。南京中医药大学的《中药大辞典》载药 6008 种。当然还有好多民间的药没有收进去，估计共有上万种。

（二）辨证审因

1. 辨证体系

我们看病首先要辨证，要审因，要把这个病因找出来。治病必求其本。然后审因以后决定治法，所以叫：

> 法随证立；
>
> 方从法出；
>
> 方以药成。

这就是理、法、方、药一整套的辨证体系。

2. 辨证审因实例

下面有关于辨证审因的几个实例。

(1)《东垣试效方》。

《东垣试效方》是金元时代的一部书，讲李东垣的一些有效的处方。它是李东垣的学生罗天益记载下来的。罗天益当了元代的太医，他把李东垣的方保留了下来。

> 泰和二年……四月民多疫疠。初觉憎寒体重，次传头面肿盛，盛目不能开，上喘，咽喉不利，舌干口燥。俗云大头天行，亲戚不相访问，染之多不救……或曰：李明之存心于医，可请治之。
>
> 遂处一方……共为细末，半用汤调，时时服之；半蜜为丸噙化之，服尽良愈……凡他所有病者，皆书方以贻之，全活甚众。时人……遂刊于石，以传永久，命曰普济消毒饮。

在古代传染病流行的时候，用这个处方把病给治好了。

(2)《续名医类案》。

《续名医类案》是清朝时候浙江杭州名医魏玉璜写的。

> 雍正癸丑，疫气流行，抚吴使者属叶天士制方救之。叶曰：时毒疫气……邪从口鼻皮毛而入，病从湿化者，发热目黄，胸满丹疹泄泻，当察其舌色，或淡白或舌心干焦者，湿犹在气分，甘露消毒丹治之。

叶天士开的方子就是甘露消毒丹。他有两个方子，一个是甘露消毒丹，另一个是神犀丹。

> 若壮热旬日不解，神昏谵语，斑疹，当察其舌，绛干光圆硬，津涸液枯，寒从火化，邪已入营矣，用神犀丹治之。

所以对同样的一个病，不同的阶段用不同的两个处方治疗。这是古代的两个实例。

(3) 中国医疗组赴印度尼西亚参与治疗。

1962年，印度尼西亚总统苏加诺患尿路结石合并左肾功能消失症，健康状况日益恶化，到有“世界医疗中心”之称的维也纳治疗，邀请美、日及西方其他一些发达国家医生会诊，结果是建议切除丧失功能的左肾。苏加诺不同意，转请中国医生治疗。中国政府派出以吴阶平为组长的医疗组飞赴印度尼西亚。我的老师岳美中先生参与其中。

到达印度尼西亚后，医疗组决定了“西医诊断，中医治疗，中西医共同观察”的原则。用中药治疗苏加诺疾病的重任就落到岳美中先生肩上。派出如此高规格的医疗组，用中医药为外国元首治病，这在中华人民共和国成立以来尚属首次，责任重大。岳美中先生反复推敲，依据苏加诺的舌苔脉象，结合其生活习惯，认为证系高年命火偏亢，就是肾的阳气过分亢奋，损耗他肾中的阴液，而且他有湿热，造成了下焦熬炼结石，日久不出，致使左肾功能消失。

所以治疗宜先清化湿热，扫除砂石积滞。岳老采用专方六一散配合专药金钱草、海金沙、冬葵子为主体方剂，间或辅以补肾之大生地、川杜仲、川牛膝等。密切观察病情变化，专药金钱草用量由每剂60g逐渐增至210g。

服药91剂后，做肾造影，发现苏加诺左肾结石消失，肾功能基本恢复！神奇疗效让苏加诺总统大喜过望。

在记者招待会上，神采奕奕的苏加诺高兴地说：“这是社会主义中国中医学的奇迹。”“这说明，先进的医学不一定在西方。”苏加诺嘉奖了中国医疗组，印度尼西亚总统府发了公报，岳美中等声名大振。

岳美中还为日本、柬埔寨、老挝等一些国家的领导人在京诊断，一生中曾9次受命出国为外国领导人治病。他以丰富的临床经验为国家赢得了荣誉，提高了中医药的国际地位。

(三) 中国对中医药的重视

伴随着人类渴望回归自然的趋势和医学模式的转变，中医药在国际上越来越受到关注和重视，来华学习中医药的人员越来越多。在前来我国学习自然科学的外国留学生中，学习中医药的人数位居第一。

2012年，全国高等中医药院校招收外国留学生总数为1590人，在校留学生数5393人，当年毕（结）业生数2179人，授予学位数1113人。

20世纪70年代以来，世界上不少国家开始举办中医药教育。现美国的大部分州认可中医药的合法地位。在澳洲，2000年，澳大利亚维多利亚州通过了《中医注册法案》，保证了中医的合法地位。澳大利亚墨尔本皇家理工大学成为西方国家正式设立中医学系的第一所大学。这些都表明中医药学科具有旺盛的学术生命力，中医药学在世界范围内具有大好前景。

胡锦涛在2012年3月4日接见了我，我当时代表中医界担任了第十届、第十一届两届的全国政协委员。他说：

> "中西医并重是党的方针政策，要坚定不移地贯彻执行。西医有西医的优势，中医有中医的优势，中医要保持和发扬自己的特色。"
>
> ——《党和政府关心中医药发展》，
> 载自《中国中医药报》，2012年9月13日

习近平于2010年6月20日出席澳大利亚皇家墨尔本理工大学中医孔子学院授牌仪式式时，讲到：

> "中医药学凝聚着深邃的哲学智慧和中华民族几千年的健康养生理念及其实践经验，是中国古代科学的瑰宝，也是打开中华文明宝库的钥匙。深入研究和科学总结中医药学对丰富世界医学事业、推进生命科学研究具有积极意义。"
>
> ——《20年回眸，中医药精彩绽放》，
> 载自《中国中医药报》，2016年8月19日

习近平还于2014年2月24日，在中共中央政治局第十三次集体学习时讲：

“抛弃传统、丢掉根本，就等于割断了自己的精神命脉。博大精深的中华优秀传统文化是我们在世界文化激荡中站稳脚跟的根基。

中华文化源远流长，积淀着中华民族最深层的精神追求，代表着中华民族独特的精神标识，为中华民族生生不息、发展壮大提供了丰厚滋养。中华传统美德是中华文化精髓，蕴含着丰富的思想道德资源。不忘本来才能开辟未来，善于继承才能更好创新。”

我认为这些都讲到点子上了。我们中医就是要把中医的优势和特色保存好。但如果药是假药，是伪劣药，也发挥不了中医的作用。

实践是检验真理的唯一标准，2000 年前确立的理、法、方、药体系之所以一直有效地指导临床，在于它认识和掌握了健康与疾病的客观规律，认识和掌握了对疾病进行辨证论治的规律，不断传承创新，在世界医学中是独一无二的，并已传至世界上多个国家和地区。这是中医创造的奇迹。中医是中国的，更是世界的！

从中华传统文化的现代转型看中医学的发展路向

王　琦

一、引　言

1．中医是一个多学科的交织，不是单一的生物医学

天文、地理、哲学等这些都与中医有关系。

天文、星象天气、历法这些东西与中医有非常密切的联系。中医本身是一种时空医学，以时间结构为主体而非以空间结构为主体。古天文中所强调的东西，与中医的思想内核有非常重要的共通性。中医强调的是天人合一，把时间看成生命流动的过程；强调物候与生命、疾病与节令的关系。这些贯穿起来成为天文学与中医的契合点与共通之处。

哲学作为中华文化一个非常重要的部分，也与中医存在着密切的联系。中医自身的理论框架中蕴含的阴阳五行是哲学思想。这种天人合一的共同的哲学状态，有太极，有动静平衡，使人体的生命现象变成一个动静结合的多样生活主体。阴阳五行是中医理论的解读工具，而非中医本身的内容。中医强调的是关系，而非因果。在当今的大数据时代，我们所面临的正是这样一个讲关系、不讲因果的时代。举个简单的例子，像我们平时常说的“上火”，这就不是一个学术语言，它系统地概括了许多问题，这些问题是整体性的。面对这样一个整体性的概念，我们是不需要具体去解释的。这就是中医与哲学的关联之处。

此外，古典名著《红楼梦》中就包括了许多方药的记载。历史也绕不开整个中医的发展历史，整个中医的考古成就，有太多具有历史

意义的问题，值得我们去关注、去探寻。

所以，我们有充分的理由认为，中医是一个多学科的交织，而不仅仅是单一的生物医学。认识到这一点对于我们是十分重要的。

2. 关于传统，我们应该怎么看？

什么是传统？传统是历久弥新、开放、动态的系统，生生不息，像古语中的“苟日新，日日新，又日新”，传统本身就是与时俱进、积极向上的，而不是固守。此外，我们还应该意识到，传统本身具有自己的精神气质，这种精神是不能失去的，失去了这种气质，传统即是消亡了的传统，不再是真正的传统了。

所以，这些启示我们，在发展过程中，要做到向前看与向后看同时进行，而不能仅仅是向前看。向后看，老子、庄子、韩非子的思想都不会过时，都有太多的东西能给现代的我们以启迪。人类在认识世界的进程中需要不断做到向前看与向后看，才能实现真正的发展。

当下，我们面临文化的转型这一问题，对待中医这一中华文化的重要组成部分，我们该何去何从？中医学是东方智慧之学，是我国传统文化的组成部分。下面我们将从三个大的方面来认识这一问题。

二、中医的核心价值

1. 独特的文化价值

古代的四大文明熠熠生辉。而时至今日，唯独中华文明没有断裂，四大文明中只剩了中华文明。其他的文明呢？没了。中华文明屹立千年而不衰，可以称得上是人类文明的奇葩了，没有其他一种文明能够走过如此漫长的岁月。作为中国人，我们能不为这件事情感到自豪吗？中国的医学，恰恰是中华文明母体中的重要成分，存在于中华文明之中，成为存在时间最为漫长的医学。

现如今，中医在世界文化领域之中已经享有盛誉。在俄罗斯莫斯科大学大礼堂走廊的墙壁上镶嵌着李时珍的画像，中国的针灸技术申遗成功，《黄帝内经》入选世界记忆名录，斯里兰卡、韩国等国都来和我们抢针灸专利的所有权……经过努力，对于针灸的标准化，已经由不使用中国的标准，发展为标准必须由中国来定。对于这样一种医学，外国人研究得很热衷，而我们国人却对此不冷不热，这个现象不奇怪吗？

这是中医所具有的独特的不容忽视的文化价值。

2. 维护健康和防病治病的价值

中医的一个重要理念在于调节阴阳，将中医的调节与西方的靶向进行对比，两者都是解决问题的一种方向而不是唯一方向。举个例子来看靶向和调节的区别，比如说，有人对花生过敏，西医的解决方式是把花生进行分解，发现可能是由蛋白质引起的，然后逐一分解一种种的蛋白质，这样的一个进程可能需要 5 年以上乃至更多的时间。最终西医提出的针对这个问题的解决方法是，要么永远不吃花生，要么将花生完全脱敏。而采用中药调节的思路来解决，那么就是：“鸡过敏就吃鸡”。这听上去非常奇怪，但中药的调节关注的是过敏人而非过敏源，看重的是调节过敏人，从而最终解决问题。中医强调的是一种回归到自然中去的自然疗法，不同于现在国人喜欢的“一有病就打吊瓶”的做法，这样“好得快，死得快”。一个有趣的例子：发烧，嗓子疼，喝橙汁。一切可以不用药的就不用药，能用其他方式解决的病，为什么一定要用抗生素解决？现在的靶向治疗方式中 30％在治疗了一种病的同时，又引起了另一种病。像治疗哮喘使用激素，最终哮喘的问题解决了，但导致了不可逆的肥胖。各种药源性疾病也越来越多，更加凸显出中医回归自然的治疗理念的重要性。

此外，中医为我们提供了丰富的药物储备，记载了 8000 多种天然药，现代医学中大海捞针式地寻药，恰恰印证了中医的这一价值。屠呦呦利用青蒿，找到了治疗疟疾的正确方法，已经在多个国家中应用，这就是中医的一大价值。

所以，中医学是迄今为止人类历史上保持时间最久、传播地区最广、使用人口最多的传统医学，具有极高的价值和极大的意义。

3. 具有对接前沿科学的学科品质

中医把人文科学和自然科学紧紧联系在一起，充分体现了自然科学与社会人文科学的交织。中医强调一种“量身定制”的思想，讲究以人为本，“三因制宜”（因人、因时、因地制宜），强调天人合一的理念和生态医学观。中医强调治未病理念，如在《黄帝内经》中的记载：“不治已病，治未病”，病是防不胜防的，重要的是在“未病”之时进行治疗，这是一种重要的思想。

三、中医学的现代转型动因

1. 多元文化形成的需求

当今世界是一种东西方文化对峙的格局，在这一格局之下，东西方文化保持着频繁的对话和交流，中医在我们文化中呈现动荡态势是一种常态，就是需要在这样一种大的文化背景之下不断调试自己。我们看中国当下传统文化所面临的问题，很难保证有一天不会出现中国人向外国人学毛笔字这种可笑又可悲的事情。到那个时候，我们的民族尊严何在？

在这样一个文化背景之中，面临中医与其他文化的激烈交织，我们不妨重温费孝通说过的话：“各美其美，美人之美，美美与共，天下大同。”在多元文化的背景之下，越是民族的就越是世界的。在这之中，必须拥有一个开放的兼容思想。中医发展到今天，依然在许多问题上是一片空白，面临转型而不能就此故步自封。

2. 中医学术发展的需要

正如上面所讲到的一样，中医虽然已经有了许多的认识成果，但仍有其局限性，不能就此故步自封。要把转型看成历史的必然。转型，是中医学术发展自身所提出的要求。

3. 社会对医疗服务模式转变的需求

医疗早已不是独家经营的，在一个参照系下，中医必须更好地适应当代人的需求。我们来举个例子，传统阿胶的制作方法，烦琐而不干净，很难满足当代人的需求，因此，现在的阿胶生产中采用机械化和科学化的生产方式，使其更易于被现代人所接受。

此外，巧妙地将互联网与中医药的转型发展结合在一起，同样是一个趋势。像我们现在的“就这看”国医网站以及“云医院”等，就在尝试做这一方面的努力。

四、中医学现代转型路径

1. 秉承血脉——转型不转“基因”

转型是为了丰富、发展，而不是因为转型就把原来的东西转没了。应当将中医作为转型的一个载体。我们可以看到，传统哲学立足于母体性和主体性，中医实现了“思想自我”，要求主宰自己的命运。转型，既不是保持原生态，也不是做“变性手术”成为“人妖”，不是脱胎换骨，而是补充营养。中医不能像凤凰一样涅槃，因为只有一个，没有第二个，烧掉了就没了。转型应当是努力在保持中医自身特质的同时使其具有当代的品格和仪态。正像今天中国台湾的蔡志忠用漫画的方式讲述传统典籍中的故事一样，使得传统动漫更好地深入人心，为人所接受，由此保持文化的脉络。

2. 双轨衔接——转型找到接口

我们今天在讲转型，强调的不应该是单向的传统向现代转型，而是现代与传统的双向互动，同时做到传统向现代接轨和现代向传统接轨。关于传统向现代接轨的一个非常典型的例子就是中医的标准化问题。这涉及中医相关的名词术语、针灸以及疗效的评价，其中疗效评价要依据功能状态的改变、异常指标的改变、脏器组织修复的改变等方面来进行。很多人说中医有很多东西是说不清楚的，但所谓的“说不清楚”只是现在还没有解释的能力。就比如说中医中“气”这个概念，气就是生命的体现，这种东西是没有办法量化的，就像品酒一样，没有一套固定的标准和理论来衡量，所依靠的单纯是品酒师的感觉。对待中医的转型，我们要花时间探索新路径。经典理论是我们的源头活水，我们需要不断地从中汲取滋养。

3. 创新驱动——转型中持续发展

创新就像转呼啦圈一样，虽然看上去一直围绕着一个点转，但其实我们最终看重的是其上升的过程。创新是一个常态。中医本身就是在创新。我提出了“九体医学”的学说来探索人的体质，在我看来，人的体质是“一种平和，八种偏颇”。到现在，我的论文已经被引用1086次，并且我以此成功申请了专利。

对于人类的文明，我们不是互相地替代，而是共存，以达到和而不同、同则不继、并存并补。在文化的碰撞之中提升博弈的能力，使千载的中医更辉煌。

| 问 | 怎样才能最有效地传承以发扬光大？

| 答 | 传承问题实际上是一个很普遍性的问题。这个问题上不能老是怪年轻人。其实现在很多老师没思想，很多老师的思想都是学生的思想，没思就没想。必须把源头的问题解决好。老中医的经验必须是能被重复的、能被延续使用的，才有可能进行传承。

| 问 | 中药的用量与疾病的关系怎么把握？当了这么多年中医的王教授有什么玄机奥妙吗？

| 答 | 这个问题实际上就是量效关系。不同的人摄入了同样的量，效果不同。不同体质对药物的应答反应会不同。此外，年龄问题、地域差别、中药的产地问题也会影响量效关系问题。要把握好量效关系，首先，要重视古书记载的问题；其次，医生的用药经验也十分重要。

| 问 | 您提出的九种体质是主观的分组还是有客观的依据呢？如果是主观的分组，那么是否有客观的可能性？这一点涉及这一理论的传承问题，谢谢。

| 答 | 其实，给人分类这件事情，一直在进行。西方曾经把人分成四个类型。《黄帝内经》把人分成五行人，每一行人中还有五个亚行，这种分类讲的是气质情感的分类。实际上，医学的开端就是把人

进行分类。历史对此并没有停止过。后来，我们提出了各种性格的分类，从性格的角度一路研究。但我们不能忘记，人是生物的人，是在现代外部环境下生活的人。因此我尝试从四个维度——遗传的人、表观的人、心理的人、社会的人来对人进行分类。经过40年来马不停蹄的努力，通过搜集文献，找到相似的描述，同时做了大量的调查，以对上万人次的反复调查为基础依据。当然这只是实证层面的研究，即对表观现象的研究。

中华传统学术的现代转型

——以中医为例

连建伟　王　琦　郑永齐　劳力行

| **主持人** | 各位嘉宾、各位代表下午好！今天下午我们安排了一场大讨论，讨论的主题便是这整一场年度论坛的主题：中华传统学术的现代转型——以中医为例。现在，请每位嘉宾用10分钟的时间阐述一下，你认为当下的中医，转型面临的问题有哪些？又可以怎样进行转型呢？

| **连建伟** | 中医总的来说，趋势是好的。因为党和国家领导人非常支持中医，确实也有很好的中医工作者在做研究。但有些方面表现非常特殊，乡以下中医基本上没有。浙江中医药大学培养的人才都到上层工作，到乡以下的很少。群众看中医，进城比较多。城里的中医严重西化。浙江省属真正的中医院只有省中医院一家，其中中医数量占30%。近年来，数据表明中医人数不到西医的1/12。办学规模上招生人数少。反思招生，真正的中医本科招多少人？正式的学生1000多人，真正的中医班60人。招生人数少，传统观念认为中医不怎么科学，中医难学。中医药独具特色、有自己的规律，首先应该培养学生们的中医思维，愿意学中医。中医的教学应该反复在临床上试验。中医大学培养不出好中医，真正学中医只有一年多的时间。全国这样的现象值得我们反思。中医药最特殊的地方是要强化社会功能，达到理论自信、疗效自信。2014年世界中医药十大新闻公布，其中之一是中澳合作。美国的《科学》杂志首次推出中医药专刊。从世界来看，中医药在进步、发展。当今世界，文化在综合国力中的竞争地位是很重

要的，所以要加强中医药的海外传播。浙江省内，医师有 18.1 万人，而中医占了 2.7 万人。中医的培养，任重而道远。

| **主持人** | 谢谢连教授的发言，连教授认为，在中医转型的过程中，中医的教育是一个重要的环节，接下来有请王琦教授阐述一下自己的观点。

| **王　琦** | 关于如何转型这个问题，我认为，第一个问题是不能丢，我们丢了很多，包括思维方式都在丢，方法在丢。万千气象，不能在解剖刀下凝聚。很多教科书下写的是死象，生命的精、气、神的象无法用现代语言阐明。把特殊的本领、视角丢了，这样就很难了。胡庆余堂的膏药，贴过以后，不用打针吃药。骨折了，中医用一个小夹板固定，花费 2000 元，而西医打石膏，花费 2 万元，逼着中医活不成。中医活得很累——科学主义来说中医，体制不公平，价格不体现。中医大夫用立体的方法，把颈椎病治好了，挂号费才 100 元。国粹不断地丢，思维也在丢，治疗的方法也在丢，人为地逼着这些东西在丢。第二个问题是，要变，一个是自身内部的变，一个是适应外部的变。静是相对的，动是绝对的。在当今的情况下，不变是不行的。提升当代的服务水平，使医疗的评价体系被中国人信、外国人信，被中医信、西医信。第三个问题是，要走出国门还有许多问题。想把《黄帝内经》翻译成英文版是何等艰难：外国人把“三焦”翻译成三个燃烧的体。需要新一代的人来完成这些事情。中医里的错综复杂，没办法挖尽，但也别把中医搞得很神秘。

| **主持人** | 非常感谢王琦教授的发言，王教授作为一位当代名医，从他的角度，阐述了“不能丢”和“要变”这两个转型的关键点。那么郑永齐教授的想法是什么呢？

| **郑永齐** | 中医药的发展，是被压抑了很多年。为什么我作为一个从事西药研究的人，会去欣赏中医呢？因为觉得中医是有潜力的。

到底中医应该是变化还是进化？个人觉得是进化，是演进中的。把中医的精华不只是局限在华人的区域里，而是要放眼全世界。我教学生，要跟历史学习。我们在不断重复历史，中医药也一样。在今天，所有的人都很盲从。我感觉到中医药里面有很多东西，可以像一个大的哲学家出来引导一些思维。为什么我们会讲到历史？西医已经完全忘记了最早的那一套。整个走法是以解剖学为基础，到了今天的局面，他们认为是新的观念，实际上是1800多年前的经验。中医治疗的是人本身，而不是“治病”。整体医学是中国的整体观，和系统医学在概念上是不同的。现在，你看哪个国家不谈预防医学？这又和中国的老观念重合。东方的走法，一向是个人化的。自己不珍惜是自己的事，不代表老祖宗的东西不好。

我们不太重视量化，质量控制不足。中医是经验医学，不同医生开的中药药方就是不一样。西药却可以预测。但是中药更重要的是成分，所以一定要好好地严谨地去做这方面的研究。建议农学院专攻中药种植。我不可能拿到每个药材去做临床实验，但我可以借鉴老师傅的经验而不去做临床实验。12个师傅，给药材定等级。一位有53年经验的老师傅，给出的药材定级都是差。剩下的11个，很有意思：同一个师傅，看同一个药材，看两次，定的不一样；还有的人，对黄芪定得很清楚，对大黄定得有点乱。他们的经验是来自那个时候的疾病，而对于现在不一定适用。中国常用药材是600种，到底中药是不是需要600种？也许，50种就够了。80%的药有类似性。中药有很多的潜力，但根本没发现出来。考虑到人民健康、国家安全，也许我们应该需要考虑存储。为什么一定要到危机的时候才搞出来一大堆的中药呢？我对很多事情有自己的看法。我并不比你们聪明，我是觉得我们中医药的很多观念要跳出定式思维。合作是重要的，为中药打造未来新角色。中医全球联盟已经有140个机构参加了。很多欧美顶尖的大学和机构都参加了，韩国的大学机构也参加了不少，日本及其他东亚国家地区也有不少。中医需要鼓励，大家一起努力，中医药的能力才会被充分发挥，为人类做出贡献。

| **劳力行** | 我的背景很复杂，是因为我在中国的中医药大学当过老师，又在国外的大学当过教授，还当过美国中医药学校的老师，所以对教育，特别是中医教育很熟悉。为什么讲治未病呢？就是因为现在这些东西正在消失，所以要强调。西方中医的盛行，反映了国外的形势一片大好，跟我们刚刚讲到在中国的情况刚好形成反差。要纠正这个情况，就要认清问题，找出方法。现在的局面是口号多，行动少。如果你很清楚站的位置，解决问题就很容易，就是要根据需要的结果倒过来设计方法。一套方法不跟着结果去走，永远走不到想要的结果。关于怎么转型，需要两个同时进行——既要保持传统的，又要有创新，一步一步地进行。我们要很谨慎地去强调传统方法。对于我们传统用的针灸方法，西方在此基础上有了改进——必须用一根管子来把针拍进穴位。这是根据现代医学理念，任何东西，包括针灸针，在进入皮肤之前，必须是无菌的，即手是不能接触针身的。而随之带来的一个结果，就是使得现在的针很细，病人容易接受，如女孩子来美容，也愿意接受针灸治疗，这是一个演变。

所以，刚才讲了，原始的基本概念是不会改变的，如治疗穴位和针灸手法的概念是不变的。在美国，中医针灸的研究大大推动了针灸的发展，西方很强调循证医学，大家都重视研究成果。国外本来没有针灸研究的，做了研究发现它在临床上有用就将它加入临床应用。但是，为什么国内中医研究阻力很大呢？一个很可能的理由是，在中国，对中医研究的投入很可能引起一种减法，即人们很担心如果试验没有证明针灸或中医药的疗效，会使得本来被广泛应用的疗法被取消，那是很大的危险。因为简单地用西方的一套检验方法检测中医，对中医有很大的危险，中医会越来越少。所以，这方面要很小心地去验证。在国内，我觉得不是不想验证，而是怕。西方50%的针灸临床试验结果都是阴性的（无效），但针灸还是在被越来越广泛地应用。反过来看看西医的发展，已经在用的药，也有很多是被发现疗效并不优于安慰剂，但就算是无效的，也没人因为这个否定西医、西药。所以不要害怕失败，而是要分析失败的原因，不断改进。

我们刚才讲的那么多的问题，其实都是有办法解决的。目前，大量中医毕业生毕业，但进入医院的很少。偏远地区缺人，原因是大家不愿去那里工作。在美国，有奖励计划，鼓励和吸引毕业生去边远地区工作服务，还有公立医院。公立医院的钱来自于纳税人，应该回馈到纳税人的健康上，而不是再继续去赚取病人的钱。应该有这样的机制，即用纳税人的钱回馈到病人身上。药和医应该分开，防止拿回扣，这样就可以避免因为回扣而过度用药。根据中国台湾和中国香港的经验，中西结合，是结合在病人的身上，即病人得到最好的中医治疗和最好的西医治疗，而不是接受一个“半西不中”的治疗。在大陆，从制度上，实际上鼓励中医医生用西药，而西医医生则被鼓励用中成药。行医，最重要的是经验，就像要拳不离手地一直在练，才能练出一身好的中医功底来。中医教育要明确最终目的是为了什么，如果是为了培养好的中医医生的话，该学的中医的精髓全部应该都教给学生，并且在临床中让学生慢慢体会，逐渐增加应用，这样的话记忆会越来越精准，理解会越来越深刻，就能培养出好的中医医生来。教育不应该以营利为目的，而是以教学为本，譬如带学生实习，就应该让学生有上手的机会，应该多给学生讲解，而不是只顾着看病，如果带教中怕学生出问题，老师就应该负起带教老师的责任，对学生的每一步操作都把好关，这样学生才能学到东西。

中华传统医学运行机制及其现代转型问题探讨

申俊龙

世界卫生组织在工作定义中认为传统医学包括各种医学实践、方法、知识和信仰，它整合了单独或联合应用以维护人类健康并治疗、诊断或预防疾病的以植物、动物或矿物质为基础的药物、精神疗法、手法治疗和运动。[①] 中华传统医学是在数千年的医疗临床经验以及生活实践中,逐步积累形成的风格独特的医学理论体系。[②] 由于研究水平所限，本文指的中华传统医学是狭义的传统医学概念，指中国以汉族人民为主创造的传统中医药学，不包括藏族医学、蒙古族医学、维吾尔族医学、傣族医学、朝鲜族医学等中国境内的其他传统民族医学。即中医学是“以中医药传统理论与临床实践经验为主体，研究人类生命活动中健康与疾病转化规律及其预防、诊断、治疗、康复和保健的综合性科学”。中医学是一门复杂性科学，即是一门研究整体系统结构和过程复杂性的科学。这里的复杂有两层含义：一是指整体系统的存在性及其知识的多样性；二是指整体系统运行和演化过程及其结果的不确定性与多样性。传统中医药学不是现代意义上的专门化学科，而是多元一体的学科体系，它是与传统文化相伴而生，在其发生发展的历史中，形成共生的演化规律。一方面，传统文化是传统医学赖以生存和发展的土壤和载体；另一方面，传统医学是传统文化的一部分，传统医学的发展，也影响和促进了中华传统文化的发展和演化，两者相

---

① BACHE F. Cases illustrative of the remedial effects of acupuncture. N Am Med Surg J,1826,1:311-321.

② 彭坚.传统医学对现代医学的启示.中医药导报,2005,11(2):9-11.

辅相成，共生演化。这种特殊规律是我国传统医学转型的内在根据。

一、中华传统医学的特征

1. 复杂多元的知识结构

中华传统医学是一个复杂的知识体系，作为一门知识体系，总是围绕一些核心观念和基本范畴建立起来的。这种观念和范畴是一种认知范式，在这种认知范式下，每一代医药学家在临证实践中不断去发现、不断去融合和整合新知识，使其不断发展、不断进化。

我们认为中华传统医学的核心观念是整体恒动观，认知范式是一种系统范式，它代表了我国古代的辩证法思想，形成中医药学基本的思维方法。医药工作者在这种观念和思维方法的指导下，去认识事物的现象和本质，在认知中形成的思想构成了中医药学的人体生命观、疾病发生观、治疗方法观。这种系统性认识论强调人体内部各组织器官之间的相关性和协调性及人与自然、社会的统一性，形成“天人合一”和“人体小宇宙”的知识框架。医家在维护生命健康和治疗疾病中，注重以此核心范式为理论指导，整合吸收传统文化中的哲学、自然科学、伦理学、天文学、地理学、文学、管理学和宗教学等各科的知识精华，遵循“扬弃”规则，采众家之长，构一家之说，形成中医学最基本的、最重要的宏观整体与辩证理论，即生命系统理论。在整体框架下，构建出各个相关系统的子系统的“知识仓”，如阴阳五行学说、脏象学说、经络学说、病因病机学说、四气五味学说、升降浮沉学说和证候学说等。它们相互独立而又相互贯通，纵横交错，泾渭分明，构成了中医学知识体系稳定的骨干构架。这种系统范式有利于对各科知识的吸纳改造，创造出属于传统医学的独特理论和技术。如对传统物理知识的认知与了解，对人体经络的内景反观，创造了针灸推拿学——这样的非药物的自然疗法；利用对药性的认知，与传统化学知识融合，发明炼丹术；利用传统数学知识和对物象的观察，学习、归纳、总结，形成医易学知识。这些系统知识都是在整体观视域下去探究生命动态发展变化规律的，适用阴阳平衡调和大法，在养生保健中促使身体处于一个动态平衡的状态。

中医药知识系统的结构和功能是从一群遵循简单互动的辩证思维规则的医药学实践者中演化出来的。这种知识结构的存在性本身就是一种不能够还原为重复机械性行为的创造，其基本原理是用简单规则创造复杂理论。所以是在整体上需要许多医药工作者与患者相互作用才能够存在的复杂现象。在历史发展中，中医药知识是一个演化系统，医药工作者在社会医药需求和重大流行病事件的压力下不断传承创造，产生出不同学说、不同流派，并在临床实践中，不断诠释、不断丰富和不断扩展，从而构成复杂的中医药学知识系统结构。中医药学知识又是一个开放系统，在实践中，根据健康和疾病诊治所需不断吸收各种新知识和各医学流派的学说及理论观点，融会贯通，形成各自的特色，各种学派通过交流、整合，在社会正负反馈机制作用下，不断地产生，不断地筛选与淘汰——有的学说、观点被临床所证实，上升到理论之中；有的学说、经验不被临床证实，就淘汰出局。这种演化与进化机制，使中医药保持了强大的生命力。

总之，认识与研究传统医学知识系统多元结构特征，有助于我们了解其知识源流和演化机制，有助于我们深刻掌握中医药知识的内涵，可以更好地发展中医学。

2. 整体的思维方法

在近代专业化的分科理论科学产生之前，采用宏观的、整体的辩证思维方法，融合多种技术，运用交叉综合的诊疗手段解决疾病问题是一种有效的临床实践。《灵枢·邪客篇》的“人与天地相应”，就概括阐明了我国传统医学关于人与自然不可分割的内涵。它暗含着人与自然同构的规则，以此可以指导人们运用观察到的自然现象来认识生命现象；同时通过对生命的观察来理解自然，互相映照。这种“天人合一”的思维方式暗合了生命的整体性、依赖性、适应性的特征。

传统医学在整体观视域下，在预防和诊断疾病中，把人体看成是一个有机整体，各个脏器不论在生理还是病理上都相互联系、互相影响；同时认为人与自然也是一个有机整体，人的生命活动规律以及疾病的发生等都与自然界的各种变化（如季节气候、地方区域、昼夜晨昏等）息息相关。因此，在考察分析疾病时，强调四诊合参、全面分析、综合判断，不但把局部与整体有机联系起来，而且要联系到社会的、环境的、气候的、心理的和日常生活的各种因素。这样医生应通过望、闻、问、切，多方面收集病人表现出的症候信息——即症状，通过归纳方法来判定病证，因人、因时、因地制宜，制定个体化治疗方案。

中医在临证实践中会积累大量经验，但经验的普适性是有限的，必须要上升为一种理论。中医药学运用了传统哲学方法来构建理论体系，将哲学思辨与临证经验相结合，形成基本的临证辨证思维方式，对人体生命的子系统认识形成分子系统的具体理论学说。如在对人体脏器与疾病症候的辨证认识中建立了脏象学说，对生命的物质与精神关系的认识中提出了形神学说，对生命层次系统辨证关系中提出气血津液学说，在对流行病变化关系辨证中提出卫气营血学说等。再将这些子系统理论运用于认识、理解该系统不同类型的疾病，根据该子系统特殊的规律对具体症候运用八纲辨证方法来判断具体病征。再运用阴阳平衡、五行生克学说的理论和“热者寒之，寒者热之，虚者补之，实者泻之”法则去制定治疗原则，最后根据药物性味运用君臣佐使的方法配伍用药。这样在整体上构成其贯穿于理、法、方、药中的辨证思维方法。

3. 复杂的演化适应发展规律

中华传统医学经历了5000多年的发展与演变，源于实践，并把实践经验上升为理论，在实践中不断得到适应与发展，其发展演化是传承与创新相结合的复杂适应与进化过程。

中华传统医学产生于原始社会，人们在与大自然斗争中创造了原始医学。如人们在寻找食物的过程中，发现某些食物可以减轻或消除某些病症，产生出食疗方法；用兽皮或树皮包上烧热的石块或砂石能局部镇痛，经过反复实践和改进，逐渐产生了热熨法和灸法；在与疾病做斗争时，人们意识到刺激人体的某一部位或使之流血，可以治疗部分疾病，于是产生了砭石疗法；随着砭石的广泛应用，人们又发明了骨针与竹针，并在此基础上，逐渐发展成为针灸疗法，并归纳总结形成经络学说理论。

中华传统医学在临证经验的基础上吸收了传统哲学的思想，建立了以《黄帝内经》理论为指导的中医药学理论体系。运用哲学辩证法的方法去认识健康和疾病发展的本质与现象规律，形成最核心的“关联规则”思维。从初始的、朴素的、简单的规则开始，如“阴阳平衡”规则、五行生克乘侮规则、扶正祛邪规则等，不断演化形成各种复杂理论。这有利于医师在临床诊治和养生保健的实践中根据不同人群、不同地域、不同季节的治疗过程进行适应性变化，形成更微观的规则，如形成妇女、儿童、老年的治疗与养生的不同规则，在不同规则演化下形成有各种学说流派和区域医派的不同规则，这样的简单规则在临床适应中越来越复杂化，越来越区域化和个体化。这种个体化的诊疗依据是“三因制宜”的上层规则，认为人的体质禀赋不一样，不同地域的人适应能力不一样，虽然是同一种致病原因，但不同人的病理（即症候）表现不一样。这样就形成下一层“同病异治，异病同治”的规则。临床治疗效果往往是推断医生是否有好的治疗规则的方法。如何提取出疾病的共性与个性，这是考验每个临床医生的临证水平和适应变化能力的试金石。中华传统医学的理论就是通过对阴阳平衡和五行生克基本模型在实践中直接和间接模拟运用而建立起来的众多具体模型理论的综合体。在运用“阴阳五行”规则阐释人体生理病理变化实践过程中，形成了各种学说，如“脏腑学说”“精、气、神学说”“气质学说”“三焦学说”“卫气营血学说”和“经络学说”等。中华传统医学由于其自身存在结构的复杂性，我们将其看成是一个复杂适应系统，其演化动力学过程产生了无穷的多样性、差异性、丰富性、奇异性（包括分叉、突变、混沌等）和创新性，适应性是产生复杂性的重要机制。依据混沌理论，一切系统的行为都是动态演化的，既不会总是稳定有序，也不会总是混沌或无序；在某一层次或某一部分是稳定有序的，而在系统的其他层次或其他部分又可能是混沌或无序的。混沌的本质是确定性动力系统所表现出的内在随机性或不确定性现象，演化创新过程的关键是激发创新混沌的产生、引导创新混沌的发展和促进创新混沌的结束，进而促使系统从低级有序向高级演化转化。中医的平衡不是静态的，而是动态平衡，是在人体正气和邪气的抗争中趋于混沌的边缘，这样的稳定状态是两种力量对抗的有序化。

二、中华传统医学的运行机制

（一）中华传统医学的传承机制

1. 早期医学知识由皇家独享转向与民间共存的二元体系

中医学主要产生于黄土高原的先民们在农耕生存生活方式的背景下，发展出中国特有的医学理论体系，它与传统文化有直接的关联性，所以它既是一门艺术，也是一门技术；既有理论体系，更有具体的实践操作方法。由于中国上古时代社会结构是大一统的中央机构与各地分封诸侯王并存的，所以西周及其以前，文字和诸多的专门知识，都是由王朝专门的官吏掌握，医学也是如此。此时，医学知识仅是掌握在一些钻研医学的官吏等少数人手里。到了春秋时期，“天子失官，学在四夷”，中华传统医学才开始在民间流传开来，进入师承模式的早期阶段。此后，皇家与民间的医学共存、互补，共同发展。

2. 官医精英选拔与民间师徒相授的传承模式

两汉时期，皇家在“太常”和“少府”系统中设太医令丞、太医令官职，是沿袭秦制，太医主要为宫廷提供医疗服务。同时，宫廷医疗服务也向陵台寺庙延伸以及统治者为标榜仁政设立医药慈善机构，政府官方医药走向民间。官医主要从民间医药人士中选用。汉平帝元始五年，“征天下，通知……方术，本草……教授者，一遣诣京师，至者数千人”（《汉书·平帝纪》）。西汉时，“侯绅方士、使者、副使、本草待诏七十余人皆归家”（《汉书·郊祀志》）。这些医官又转变成民间医生，官医与民间医生两个系统处于流动互补之中。民间主要以师带徒传授、传承中医药学。公元443年，南北朝刘宋王朝皇帝采纳名医“置医学，以广教授”的建议，创办中医教育机构，这是我国创办中医学教育的开始。唐代，公元624年，正式设立“太医署”；北宋，承袭唐制，设“太医局”；明清，“太医院”兼管国家中医药教育。

中医药学的传承主要在民间，采用师徒相授模式，把医疗当成一门技艺，传承学习者必须拜师学艺，通过师傅口耳相传，徒弟在抄方侍诊中逐渐理解老师的临证思维方式、治病用药的方法；在随师出诊时，耳濡目染，将理论与实践相结合，融会贯通，形成自己的临证经验。这种师徒相授的传承方式有利于隐性知识学习和传统技术诀窍的把握，但一对一或一对多人的传授有其局限性，受众较少，成才较慢，容易形成门派。各家各派，自成圈子，医技也缺乏交流，所以发展缓慢。

3. 中医与中药一体化传承的发展格局

古代的中医、中药是同一个理论体系下的两个部分，中药是为中医临床服务的，中医对中药的依赖性远胜于西医。因为中医的理、法、方、药是一体化的，在设计处方时需要仔细推敲药物的性味与升降浮沉、配伍禁忌等。所以古代的中医往往既是中医师，也是中药师。他们后堂坐诊，前堂就是药店，为了保证临床疗效，医生要考虑药材质量，要选择道地药材，要按临床治疗不同疾病的需要选择药用部位以及进行加工、炮制。自古以来，医学家往往将医学、药学一起论述，在实践中形成中医、中药不分家的格局。《神农本草经》《本草纲目》既是药物学著作，也是医学著作。孙思邈的《千金翼方》就具体指出519种药物产生于33州的详细情况，根据他的经验将233种药物的采集时间、加工炮制方法加以说明。中药的性味功效与升降浮沉及归经理论是从临床实践观察中获得和提炼的。明代时，名医缪希雍著《神农本草经疏》30卷，其中有《方药宜忌考》《本草单方》等。可见，“中药学”和“中医学”的理论基础是同源的，相互依存、共生发展。脱离了中医理论，就不是中药，只能叫植物药或生药；脱离了中药学的中医，就不能把控中药质量，也就不能保证临床疗效。可见中医、中药是一个密不可分的整体，两者是相对独立的，在传承中需要一体化传承。

（二）中华传统医学的创新机制

1. 中华传统医学在历代发展中不断吸收新的哲学思想

中华传统医学是一种开放系统，在其历史发展中为适应社会发展需求而不断地融合新的思想理论、新的医疗技术方法和引入新的药物。中医学的发展首先要不断吸取各时代的哲学思想。哲学是每个时代精神的精华，我国历代哲学思想对传统医学的影响是深远的，传统哲学既奠定了中华传统医学的理论基础，也为中医药学的不断进化提供理论支持。这些思想，如西周到春秋战国时期的阴阳五行哲学思想，秦汉时期的道家哲学思想，汉武帝“罢黜百家，独尊儒术”后的儒家传统哲学思想，基本奠定了中医学的基本理论。魏晋以后的佛教哲学思想，宋明时期的程朱理学和陆王心学思想等，都对中华传统医学的发展进步产生了重要影响。

传统哲学中阴阳五行学说是传统医学的理论基础之一。西周的《易经》就建立了阴阳的概念，《易经》阐释为“一阴一阳谓之道”，西汉董仲舒发挥为“阴阳相感”理论。宋代周敦颐创立了《太极图》，在《太极图说》中论述了“易有太极，是生两仪，两仪生四象，四象生八卦”的“宇宙发生论”哲学观点，借以说明世界万事万物产生、发展、变化的规律。太极是什么？是“道”还是“无”？是“动”还是“静”？太极本身就蕴含着阴阳基因，即肯定和否定的因素，两者既相辅相成，又刚柔相济，存在肯定自身的力量，又存在否定自身的力量，两种力量相磨产生出动力因，表征出阴阳两种属性和表象，阴阳的交感产生万事万物，这奠定了中医药理论的本体论基础。五行观念是《尚书·洪范》提出的。“五行：一曰水，二曰火，三曰木，四曰金，五曰土。水曰润下，火曰炎上，木曰曲直，金曰从革，土爰稼穑。润下作咸，炎上作苦，曲直作酸，从革作辛，稼穑作甘。”战国末年邹衍加以发展建立了关于五行相生相克的学说，认为构成宇宙的五种物质，各有其不同属性，这五种属性既是一个整体系统，相互之间又有相生相克之理，这种生克变化构成一个闭环圆周，形成周期性发展特征。这种认识论的系统范式给中医药学提供了认识论基础。秦汉医家从医学理论需要角度，吸收了先秦以来的阴阳五行学说，构建了医学的阴阳五行学说，用这种本体论与认识论相统一的哲学思想去指导民间医生的临证实践，并把他们的经验上升转化为医学理论，于是创作了《黄帝内经》这部医学与哲学相统一的巨著，又进一步推进了阴阳五行学说理论的发展与成熟。

中华传统医学的发展动力主要来自于社会对流行病、复杂疾病和养生保健的迫切需求。秦始皇、汉武帝的长生需求导致方士与炼丹技术盛行；战乱和瘟疫的流行导致医学的重大创新。如张仲景生活的东汉时代较大的流行病有12次之多。张仲景“感往昔之沦丧，伤横夭之莫救，乃勤求古训，博采众方……为《伤寒杂病论》合十六卷”。这奠定了临床医学的理论和实践相结合的方证治病大法。华佗的外科学和麻沸散的发明，起因于三国战乱时期伤员创伤治疗的需求。在金元时期的战争对峙背景下的学术争鸣，产生四大学术流派。元代的开疆拓土的征伐导致骨伤科发展，明末清初的战乱与对戾气的认识导致温病学派诞生，无不与当时社会治疗重要疾病的社会迫切需求相关。

可见传统医学的进化一方面是不断吸收同时代的哲学思想，另一方面是适应社会防治疾病的迫切需求。每一时代传统医学理论都有创新发展，每一时代都创立新的临床技术来解决社会医药需求，并经医药学家总结提升，从而汇集形成不同历史时期的思想与技术相融合的巨著。如皇甫谧的《针灸甲乙经》中体现出忠孝为先的儒学思想；葛洪大量吸纳神仙道教哲学思想，著《抱朴子·内篇》，主要讲述神仙方药、鬼怪变化、养生延年、消灾祛病。其中《金丹》《仙药》《黄白》总结并发展了古代的炼丹术。唐代佛家、道家、儒家思想都有很大发展，尤其是佛学。孙思邈的《千金方》和《千金翼方》吸收佛学四大学说思想、道家养生思想、儒家大医精诚的医德精神。后来朝廷在医学发展中也发挥了重大作用，《太平圣惠方》是宋廷诏令翰林医官王怀隐等编著的大型方书，《圣济总录》是政府组织医家广泛收集历代方书及民间方药而产生的一部大规模方书。宋徽宗大观年间，诏令医官陈承、裴宗元、陈师文等编成《和剂局方》。后经许洪校订后定名《太平惠民和剂局方》。可见中华传统医学在宋代得到了大发展。

除政府编书外，一些医家不断地根据社会需求吸收新思想，创新自己的理论。自宋代以后，一方面新儒家继承了儒学思想，另一方面在儒、佛、道合流的哲学思想背景下，新儒家吸收三家之长创立了新儒学，即程朱理学，对中华传统医学在宋代的兴盛产生了很大的诱导和激励作用，所以“儒之门户分于宋，医之门户分于金元”。如李东垣的《脾胃论》就是发挥了宋代新儒家朱熹的重土之论。刘完素的“六气皆从火化”，就是把《内经》理论与当时盛行的“五运六气”学说相结合。张元素强调“运气不齐，古今异轨，古方今病，不相能也”，提出治病必须因人、因时、因地而治，确立“脏腑辨证说”，形成易水学派的“天地六经脉象图”。张从正的《儒门事亲》以儒学精神和方法创立“攻邪论”。朱丹溪早年习举子业，是朱熹四传弟子，成为理学家，从医后能发挥经旨，参合哲理，融合诸家创立新说，他提出的“相火论”就贯穿了“太极动而生阳……静而生阴”“吉凶悔吝者，生乎动者也”“动而中节”的理学思想。河间学派与易水学派的形成更是直接模仿宋明理学的学派形成模式。朱丹溪的《格致余论》明显受到朱熹的“格物致知”的思想影响。王好古是进士出身，博通经史，对《伤寒论》提出许多独到见解，如《阴证略例》《医垒元戎》等著作皆有创新。同时一些医学家也受到当时陆王心学影响，如朱丹溪的《丹溪心法》《丹溪心法附录》与陆王心学思想影响有关。明代万全的《痘疹心法》、清代程国彭的《医学心悟》亦能看出受到陆王心学的影响。

2. 中华传统医学在历代发展中不断吸收外来思想与技术

中华传统医学在发展中离不开对外来思想与技术的吸收。如金针拨障术是在唐代由印度传入的，《外台秘要》中就曾有金针拨障术的记载：“脑流青盲眼……宜用金篦决，一针之后，豁若开云而见白日。”所谓“脑流青盲眼”即是“白内障”，“金篦决”即是金针拨障术。《太平圣惠方》载有“大食国胡商灌顶油法”，元代在朝廷设立西域医药司，还翻译《回回药方》，在《饮膳正要》《瑞竹堂经验方》均收录有阿拉伯医方。据廖育群研究，耳穴是法国人发现以后传入我国，足疗是从中国台湾传入大陆的，拔火罐是 1898 年法国医生引入中国的。通过丝绸之路及中朝、中日的医药交流，许多药材从朝鲜、日本、东南亚、中东等地传入我国，不仅增加了中国药物学的种类，而且促进了传统医学的进步和发展，亦出现了由许多进口药组成的新药方。如高丽的人参、松子，日本的硫黄，波斯的阿魏、安息香，印度的檀香，越南和印度尼西亚的乳香、沉香、玳瑁、象牙、珍珠、龙脑、犀角，阿拉伯地区的龙涎香、没药、硼砂、芦荟、苏合香等。

佛教传入我国后，佛教“四大说”对我国传统医学的元气说、阴阳五行学说也有着渗透影响作用。唐代孙思邈用气来解释佛教四大说，结合中医的阴阳虚实观，阐述佛教医学观，用佛教来调和中华传统医学文化，有利于丰富临床辨证实践。明末清初医学家喻嘉言，经过长期的医疗实践，以及对佛教四大说的深入研究，创造性地提出四大归阴说，吸收佛教“四大说”的宇宙构成论，说明世界的生灭变化和万法无常的结构模式，为传统医学所吸收以解释人的生理功能和病理不断转化的关系。鸦片战争以后，西方医学大规模传入中国，并在中国医学史上占据主要位置。先进的医学技术、医学理论、医疗体系及医学教育模式引入了中国。中华传统医学的发展也借鉴西医的医院发展模式，教育模式也由师徒制逐渐向学堂制转变。

3. 流派涌现与百家争鸣的创新发展方式

中医药理论的来源主要是中华传统文化将传统哲学和医家的临证经验相整合。由于传统文化中有儒家、道家、阴阳家、兵家、墨家和法家思想等，而每个医生的知识结构不同，理解力不一样，临证经验的归纳能力不一样，在诊疗过程中会形成不同的特点、风格，其中产生出一些有创造力的医学家。在中华传统医学发展的漫长历史长河中，涌现出一批批著名医家，如扁鹊、张仲景、华佗、葛洪、陶弘景、巢元方、孙思邈、刘完素、张从正、李东垣、朱丹溪、叶天士等，他们在学术上各领风骚、独树一帜，形成了不同的学术流派。流派之间的相互争鸣与渗透，又促进了中医学的传承创新与发展，使其理论与技术不断完善与提高。《黄帝内经》的出现，标志着中医学体系的形成；张仲景《伤寒杂病论》的问世，标志着临床医学的诞生，同时奠定伤寒派的学术地位。宋、金、元时期是中华传统医学传承创新的高峰时期。中医学的发展，经过汉唐的积淀，涌现出一批创新成果，医家们高扬辨疑求新的学风，重视传承理论，同时敢于突破革新创立新说，形成“金元四大家”。“金元四大家”主要有刘完素的“寒凉派”，张从正的“攻下派”，李东垣的“补土派”，朱丹溪的“滋阴派”。这种各家学派之间的争鸣，是春秋战国之后达到的又一个巅峰，使中医学的发展有了巨大的跃进。明清时期，中医学又有新的突破，这个时期治疗外感流行病有突出的成就，吴又可、叶天士、薛生白、吴鞠通等人，以其对伤寒学派的突破而创立了温病学派。又有孙一奎、张景岳、赵献可等结合实践创立了各自不同的命门学说，在理论上突破了五行五脏的框架，成为温补学派的中坚。根据复杂性科学理论，这是一种"突现"或"涌现"，本质上是一种创新。可见中医药学的发展是在哲学基本原则指导下，不断适应时代社会需求而继承创新，不断出现新的突破——即部分质变，这就是复杂适应系统在临界点的"相变"理论。

三、中华传统医学的现代转型

（一）转型的定义

传统医学转型是当代中医药学发展的特征，自从近代科学进入中国以后，尤其是西方医学传入后，中华传统医学就一直面临着"转型"问题。在现实中，中医在与西医的竞争中，一直在自觉或者不自觉地进行着"转型"，所以当代的中医已不是真正传统意义上的中医。但是由于"转型"是一个十分敏感、非常复杂的问题，极少有学者去深入研究这个棘手的问题。本文试图从传统医学转型的概念界定入手，对转型的目标、转型的内容、转型的理论与方法进行一些探讨。

"转型"（transformation）源自生物学的范畴，被发展社会学采用，指传统的原型社会规范结构向"发展逻辑"的高层次演化。这种社会转型是一种包括社会政治结构、经济结构和文化结构整体变迁的社会质变，其实质是传统体制获取现代功能的现代化进程。所以，从本质上看，社会转型是社会结构的变迁。可见，主流学者的所谓转型，指事物的结构形态、运转模型和人们观念的根本性转变过程。这种转型理论，突出了"结构"问题，但在一定程度上忽略了变迁中的"进化"或"演化"问题，尤其是运用于中华传统医学转型时，更需要深入探讨"转型"的本质问题。我们认为不同领域转型主体的状态及其客观环境的不同，对此适应过程中的变迁模式不一样，决定了转型内容和方向的多样性，所以我们认为中华传统医学转型应从当前的被动转型向主动转型、自觉转型发展。因为转型的本质是一个主动求新、求变的过程，是一个创新的过程。

经典的结构型转型，指的是在某一特定时期内，某一学科的发展明显产生危机和断裂，同时又进行重组与更新。此种转型，是一种破坏性创新，具有革命性，是打破原有理论与结构，重新构造建立新的理论体系。我们认为还有一种转型是演化性的转型，我们称之为进化型转型或融合型转型。这是一种历史演化的过程，是一种进化机制，是在原型基础上的继承创新，是对原有知识结构的扬弃。即从系统整体的角度出发，并没有改变原有的基本理论，系统通过演化与环境达成新的动态平衡，能不断继续生存和发展，系统只需作局部的突破，就可重新适应。这种转型需要通过医学整合的方式实现预防与治疗、人文与科学的交叉与融合。中医药学是一门复杂性科学，其转型过程是复杂适应性过程。现代中医学习西方医学，在不断向微观化转型，这种转型对传统医学的混沌性、模糊性有很大帮助，但同时也丢失了传统医学的优势和特色，所以必须明确传统医学转型的目标，从传统医学发展的规律来看应该是向融合医学或统合医学模式发展。

首先需要理解传统医学为什么要转型。随着近代科学发展和现代医学科学的进步，人们的生活方式、需求特点发生了巨大的变化，这就需要诊疗观念和行为发生转变。中华传统医学理论和疗法，迫切需要适合现代社会的医药需求。转型需要理论支持，复杂性科学可以为传统医学的转型提供理论与实践指导。传统医学的开放性使其在历史发展过程中不断吸收传统哲学、传统文化和外来文化、外来医学的精华，以不断丰富自己、发展自身。可见，在历史上，中华传统医学本来就是不断演化、不断变革的，但是始终秉承“继承不泥古，创新不离宗”的变革原则，所有的变革都是在辨证施治大法下融汇成新知识、新技术，因此，对于现阶段的传统医学转型，我们认为更适合采用进化型或融合型转型，即是在发展中转型，在转型中发展，对原有知识结构继承创新，扩充整合，形成更高层次、更加复杂的生长形态。由于中华传统医学是根植于中华传统文化的土壤，与中华传统文化“同呼吸，共命运”，传统文化为传统医学的转型提供核心价值和精神塑型；传统医学在现代转型中也亟须知识转型和文化转型的共生演化。

（二）转型的方式

中华传统医学转型基本解释模型见图1。

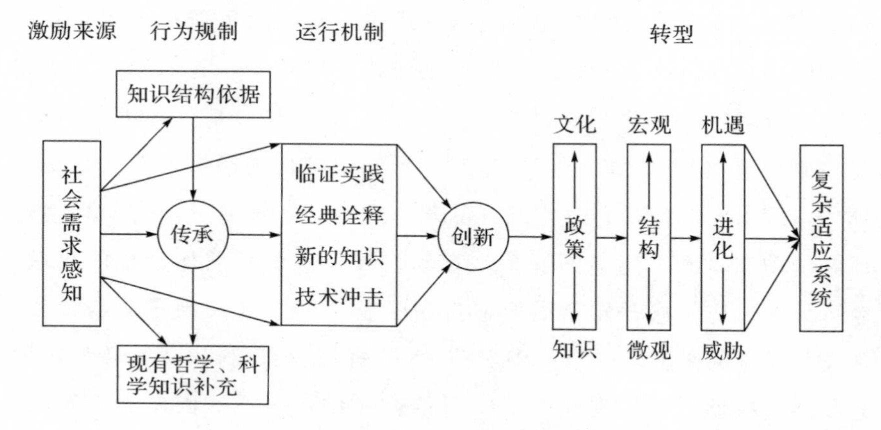

图1　中华传统医学转型基本解释模型

1. 传统医学范式的转型：从分析范式向系统范式转型

传统医学作为一个开放的巨系统，与中国地域环境和中华文化母体共生，悠悠几千年的生存、发展正是得益于自我传承创新体系的确立。但是，传统医学体系一经确立完备，也会形成习惯，产生资源依赖和规则程序依赖。这时就需要外界环境的威胁、压力，促使医药工作者图存思变、奋勇创新，去适应新的环境，增强生命力，在更高层次上突破与发展。因此，传统医学不能只聚焦对原创体系经典著作系统的注疏整理、演绎发挥及临证心悟体验和丰富完善式的发展模式，医药工作者更应跳出中医体系的自我“设限”，促成“熟透”了的中医体系不断“解构”。根据社会需求、社会感知，扩大自我，承受和容纳新的哲学知识、科学知识，在临证实践、诠释经典的过程中，接受新知识和新技术冲击，不断在传承中创新，在创新中实现中华传统医学的转型。中华传统医学转型是一个适应系统演化的复杂过程，在政策层面，是实现文化、知识的共生转型；在结构层面，是实现宏观、微观的结构耦合的转型；在进化层面，转型既是传统医学发展的机遇，也是在威胁的动力下产生的。

2. 传统医学观的转型：从疾病观向健康观转型

传统医学观应从疾病观向健康观转型，即健康不仅是身体上没有疾病病痛，而且是心理、社会的安宁。酿成疾病、影响健康的不仅有生物因素，还包括社会的、环境的、气候的、心理的、日常生活的各种因素，中华传统医学原来是养生保健与疾病治疗一体化的医学体系，近代受西方生物医学影响，也走向疾病医学。现代转型的视野需要从生物医学方面，扩展到心理、社会、气候与环境生态方面，需要在密切与病人接触和交流中，细心观察病人的状态，多方面收集病人体内发出的信息，因人、因时、因地制宜①，从生物、心理、社会和环境的视角关注疾病和健康。需要运用中医“治未病”的思想指导，如《素问·四气调神大论》曰：“是故圣人不治已病，治未病；不治已乱，治未乱，此之谓也。”预防为主，治疗为辅，在治疗中把握疾病发展变化规律，预先进行干预，在疾病治愈后也需要巩固疗效、防止复发。因此，中华传统医学必须回归本源理念，从治转向防，防治并举，在预防和治病时必须照顾整体，治其未病之脏腑，以防止疾病的传变。运用“见微得过，用之不殆”② 的疾病预防思想，结合生物、心理、社会、环境等方面，综合思考、综合干预方能取得最佳效果。

3. 传统医学方法学的转型：从宏观层向微观层转型

自近代科学产生以来，西方医学基于形态医学和还原论理论，通过实验医学的方法向生命的微观层次不断推进。探究人体和疾病的各种不同微观层次的生命机理，使人类加深了对生命和疾病的深层次认识，取得了很大的成功。由于中华传统医学在学习现代医学过程中，面临困境，仅依靠还原论不足以解决中医药自身发展的困境，传统医学也面临研究方法的大转型，传统医学应向复杂医学转型回归，既要突破传统中医着眼于人体宏观层研究的局限，也要克服借鉴还原论医

---

① 彭坚. 传统医学对现代医学的启示. 中医药导报，2005，11(2)：9-11.

② 马恒君. 周易. 北京：华夏出版社，2001.

学带来的困境。在复杂科学指导下把人体生命看成是具有复杂性的生命自组织系统，将人体各种机能状态看作是生命自组织的结果。引进当代复杂性科学的耗散结构理论、协同学理论、超循环理论、突变论、混沌理论、分形理论、自组织理论及非线性科学理论等，在传承原有中医学术辨证思维的基础上，构建新型的现代中医人体生命大科学体系。①

4. 传统医学治疗手段的转型：从局部治疗向整体网络干预转型

自古以来，中华传统医学是以中药方剂为主的方法干预疾病的。近几十年来，随着现代科学的兴起，中医学的诊断中也引进了许多新的医学影像诊断手段，借鉴了医学生物工程、生物诊疗、纳米技术等创新中医药的特色技术。但是中医药干预疾病的特点是既针对病因，又针对病理的环境；既有局部治疗，又重视整体干预。人体作为一个多层次的复杂系统，由各种要素和组织器官构成，每个要素和组织器官之间相互联系，相互作用，在与环境交换物质、信息、能量的过程中产生某种“动态平衡”。加之中华传统医学是在生命网络系统下理解脏腑的相互关系，干预时从脏腑相互传变、影响和相互制约去进行，一脏器有病，可以影响其他脏器，也可能是由其他脏器引起。因此，应实现向既重视局部治疗又重视整体网络干预治疗转型，从整体系统的角度防治疾病，既发挥中医宏观优势，又借鉴现代微观医学的方法，创新出趋向混沌边缘的有序状态，有助于维持整个机体的“动态平衡”。

5. 服务体制的转型：从医院模式向社区模式转型

如今“看病难，看病贵”仍然没有根本解决，分级诊疗制度尚未形成，大部分病人不论大病小病，都涌向大医院，造成三甲的大型医院患者爆满，医疗资源紧缺，服务质量下降，而社区医院门可罗雀。因此，服务体制亟须转型，中医诊疗是靠望、闻、问、切，更适合在社区进行，中医药服务的重点应从医院模式向社区模式转型，从以治

---

① 王象礼. 重构中医学理论体系——中医学二次革命、四次浪潮的先导工程. 山西中医学院学报，2008，9(2)：2-10.

疗为主的体制向以预防为主的体制转型，应利用中医药文化的优势，在社区开展健康教育与促进活动，定时定点运用不同传媒向社区居民普及中医药健康知识，促进居民的健康生活方式改善，从而实现居民不生病、生小病的健康社区目标。

四、小结

随着现代社会健康需求的发展，中华传统医学走到了一个新的拐点，近代以来许多学者、医家也在不断探索转型。关于此前推行的中西医汇通、中西医结合和中医现代化，就是一些学者意识到传统医学不能停留在原先的阶段，不能死守之前的理论体系，传统医学需要转型，需要现代化。由于没有找到有效的科学理论与方法，这些盲目转型往往导致中医药西化，越来越失去其自身特色和优势。本文试图依据中医药历史发展规律，探索在复杂科学理论指导下，创新中医药，从而实现中医药的真正转型。

中医现代转型问题探讨

劳力行

现在关于中医的研究瓶颈在什么地方呢？针灸的研究在国外开展了很多，国内做得好的很少。为什么呢？因为我们把西医的研究方法引进中国来后，就不知道怎么去变化，以为可以照搬，所以必须先要了解中医和西医的差异。西医注重特定性，有特定的标准，一般都是依赖实验室指标，如白细胞、红细胞指数，诊断和治疗都有标准。而中医不是用仪器，是讲究辨证，望、闻、问、切，人的主观因素作用很大，强调个体化，比如由同一个病引起的关节炎，有些是热的，有些是冷的，疗法不一定一样，必须了解它们的差异，所以中医往往是综合疗法，针灸、中药都需要使用，不像西医有很单纯的成分，所以要先了解它们的不一样。如果简单地把西医的方法用在中医研究上，很多都可能失败，减弱了中医的作用，体现不出它真正的效应。西医的研究强调机理，中医强调临床疗效，病人的感受是最主要的，但中医的机理还不知道。扎针有效果，病人不痛了，但是医生不知道为什么病人不痛了。中医研究强调辨证，像裁缝为不同的人设计不同的衣服，中药的研究讲究成分，有西医化的趋势——药对于每个人都能够有用。对于中医现代化和中医西医化很多人都有误解，以为中医现代化就是中医西医化，我的理解是中医现代化要用现代的方法研究中医的特色，而不是改变中医的特色，因为改变中医以后就变成西医的方法了，所以要先把“改变”理清再去研究。

一、中医现代转型问题的探讨

如果中医不能够了解自己的机理，那它要怎么发展呢？首先，为什么中医在西方发展得这么快呢？特别是针灸，它的机理也没有弄明白，就是靠发展起来的循证医学才开始的。

比如说吗啡，人的身体里有吗啡受体，能够和吗啡结合，然后发生作用。对此先进行细胞培养，再进行动物实验，然后根据这个受体合成这个成分，从低级动物一步步往上做，老鼠、兔子、猴子、人体，人体实验又有一期、二期、三期，最后才能在临床应用。它不强调临床，强调机理。但是现在有很多问题：许多西药的基础研究都很清楚，但是在临床治疗上，这些西药都失败了。为什么现在西药这么贵？因为每年都有很多研究院去试不同的药，每年要研究的药都有上百种，但是真正最后用到临床上的，最多只有一两种，所以它要把所有失败的药的成本在这些用于临床的药里面赚回来。所以西药这么贵，但本身西药是不贵的。而且就算当时是成功的药，过了一段时间可能也不行，副作用很多。比如对于关节炎，有一种药治疗关节炎的副作用是胃出血，另外有一种新的药不会刺激胃，大家觉得这种新药很好，用了新药几年后，发现这种药引起心脏病，所以此药被暂停使用。大家对此都很困扰。

20 世纪 90 年代，有人提出先别管机理，把临床先拿定，再去考虑机理。它不是针对中医，中医是个巧合。西医认为把人的肿瘤细胞杀死就好了，但实际上病人很痛苦，比如化疗、脱发、呕吐，所以说不是实验室的数据完整了就好了，还要强调临床病人的感觉。

现在要强调以病人为中心，这是循证医学的理念，那中医为什么因为这个循证医学在西方打开缺口呢？因为这样的话，我们就不用先研究它的机理再给病人使用了。什么是循证医学？发表的文章里有两组，一组是针灸，一组是安慰剂针灸，比较之后发现，针灸的效果明显好于另一组的，这个数据就可以证明，中医确实安全，没有副作用，又有效，这是第一阶段。然后研究人员才值得花钱、花精力研究它的机理，如果临床上没有疗效，就不用做机理研究了。现在很多药都是动物身上有疗效，人身上没有，动物和人之间，有一个种类上的差异。所以，临床上安全有用就够了。

为什么在机理不了解的情况下就可以直接用于临床呢？中医是不

一样的，因为中医已经延续了 2000 多年。对于合成的药，当然不能在机理都不清楚的情况下直接给病人用。

其实关于循证医学，它有一个金字塔，它的底部是证据最弱的，顶端的是最强的。底部是老医生的经验，是处于最下面的。第二层是医生的治疗方法能够在很多病人身上有用，那么证据就强了，再往上层走，有更多的证据。最强的是随机对照治疗，一种治疗，一种不治疗，病人不知道是哪一组的效果好。但这也不是最强的证据，顶端的是系统评价，比如针灸治疗关节炎，在中国治疗和在美国治疗，可能结果不一样，但可以把关于它的做法的所有研究数据综合起来分析，不仅看疗效，还看设计得严格不严格，设计越严格，结果就越可靠。比如病人晚上有突发情况，先是护士来处理，护士处理不了的再让住院医生根据经验来处理，再不行打电话给上级医生来处理，制度是这样的。那现在循证医学不是这样的，住院医生先上网查哪种方法的证据最强，他就用哪种，而不是根据个人的经验，所以改变了以前的治疗模式。

美国就是这么做的。在美国看病，美国医生就在网上查，查了 2 小时后得出结论，应该用某种抗生素，但这个方法有一个缺点是很慢。很多东西都要去查，但美国的病人没有中国这么多啊。如果这种情况放在中国，病人会觉得这个医生医术不行。美国就是这样的，美国医生有一个电脑是可以移动的，他告诉患者现在循证医学的证据是这样子的，跟患者讨论有几种方法，而他觉得最佳方法是哪种，需要患者同意。所以，这是文化差异。这种依靠大样本分析的方法，漏掉了个体差异，所以很多也失败了，最后还是要讲差异的个体辨证。因而，不能用西医的来套中医，但是西医有许多方法也是很好的，必须合理地去结合。

现在很多人对中医面对的问题不是很清楚，中国做研究的一个特点就是为了证明中医是有效的。西方的研究目的是不知道有没有效果才去研究的，而中国的研究有政治性，它是为了证明有效，所以中国发表的文章里，是不会有阴性结果的试验。不发表失败的试验，这会很大地阻碍中医的发展，因为就是需要把失败的结果和方法告诉他人，他人才不会走弯路。我们做研究开始时很多方法是失败的，现在很多方法是成功的，因为我们知道怎么去避免一些错误的做法。但是其实就是这些失败的实验结果的发表，告诉我们这样的方法是走不通的，如果没有做过，或不发表，很多人还是会这么做的。所以阴性的发表很重要，但是要严谨。

还有就是用现代方法评价中医是否可行。如果可行，应该怎么去进行？第一，研究不能够削弱中医的作用。为了迎合西医的方法，把中医的方法改掉，就不是在研究中医了，而只是研究中医的一个部分而已。第二，要以病人为中心进行临床治疗，界定行医范围。现在中西医结合后，西医对中医有很大的冲击，我知道很多中医都在用西药，但是用的人用得不对，对用法没有理解。中西医结合应该是中医好呢还是西医好呢？观察下来，结合有两种方法，一种是结合在医生身上，就是医生既会用中医方法，也会西医方法，中医也开西药，西医也开中成药，这是中国的特色。另一种是结合在病人身上。不让中医师开西药，要让他发挥最好的中医技能。用了西药，中医的技能肯定会降低的，一定要尽量用中医把病人治好，中西医结合是结合在病人身上，最好的中医，最好的西医，而不是接受一个中西医，这是半吊子的。这个也学一点，那个也学一点，结果两个都不是很行。哪个治疗病人的效果最好呢？当然是最好的中医、最好的西医，而不是两个都会一点、两个都不精的，所以当时口号是对的，但是对于怎么结合没有好好研究。

那么怎么结合起来效果更好？这个研究还没有人进行，所以这就造成了资源浪费。在西方的实验室，用吗啡止痛，用吗啡的不同剂量——低剂量、中剂量、高剂量，高剂量当然止痛效果最好了，虽然低剂量的效果不怎么好，但这个时候配合用针灸，那么它比单单用针灸、单单用吗啡效果要好。那就省资源了，因为吗啡用多了，便秘很严重，会上瘾。所以，这对中医有很大的冲突，因为西药用多了，中医就不会用了，而且西医简单。

关于教育问题，对于中医教育是不能够简化的，但现在很多都简化了，这和市场需要有关系。为了迎合市场，把课程改了，很多传统的东西都丢了，惨的是学生。比如之前流行美容、减肥，就把一些经典的课程，比如内经，改为选修课。我们求学那时都是必修的。然后把一些减肥、康复的内容放到课程里。现在是在流行减肥，那万一到毕业的时候，不流行减肥了，那学生不是白学了吗？所以在长沙全国中医药大学院长会议上，我就强调教学生时首先要求本科生的基本功要扎实，这样才能够适应任何市场策略和方法。

关于转型方法，第一，用严密的科学方法但又不失传统中医的精华。这个很重要，不能说因为要简化，比如针灸，省略很多步骤，这样会最后导致结果无效，失去了中医的精华。第二，最大限度地发挥中医的有效性但又不放弃严格的科学研究方法。第三，定位。对中医进行定位，到底是跟西医组合起来好，还是自己单独传承下来好。各个方法都可以用，但要发挥中医的优势（价廉、有效、安全），中医的本身就是这样的。利用现代科学阐述中医药的作用机理，而不是改变。研究的方法可以创新。

二、中医行业面临的挑战

中医现代化或者中医西医化、医患矛盾对中医业的影响，医疗商业化对中医业的冲击，中西医界限模糊对中成药的影响，是中西医结合还是中西医混合，中西医混合引起的医疗安全隐患，中药资源的枯竭对中医业行业发展的影响等，这些对中医行业来说是很大的冲击。比如医院使用成药，成药是不讲辨证的，市场上谁都可以用，这其实是很危险的。以为从西医的角度看这个药可以用，但是没有考虑病人。医患矛盾里就是病人太多，那么这里面跟商业化有关，这些都是联系在一起的。中西医界限模糊，为什么在西方中医不能够用西药？因为有一个界限，中医执照的医生只能行中医不能行西医，没有西医执照而行西医的话，说明自身水平没有被衡量过，再用西药就很危险，而且中药和西药的相互关系很复杂。另外，国内政策都是要和西方接轨的，但问题是往往接轨只接了一半。西方的理念从上到下是一整套的，不能喜欢这个方法就拿过来使用，不喜欢那种方法就不采用，西方的方法是前后一贯的。

关于医患关系，这个不能够完全怪医生，也不能够完全怪医院，这是体制的问题。全世界所有的公立医院，除了中国的，都是福利性的，只有中国的公立医院是赚钱的。福利性是不赚钱的，公立医院的钱是纳税人的钱，这个医院运作以后只要求收支平衡就好了，投资的钱是纳税人的钱，如果要赚钱的话，就惨了。

关于科学挑战，现在过分强调 SCI 文章，却不管到底有没有用。盲目套用适合于西医的研究方法和概念会引起科学研究的质量控制低下，人家就不相信你的数据。不切实际的行政干预对中医科研有影响。在美国，可以延长时间，但是不追加经费，那怎么办呢？去行政化，以病人为中心，有些人就对研究感兴趣。

教学大纲的中西医比例失调。中医学院的课程里本来是 70％中医和 30％西医的内容，我是受惠者，我觉得这样子很好。而现在这个比例变成 4∶6。教学大纲制定的随意性和扩大招生的人才培养，往往就是为了赚钱，其他专业扩大招生没有问题，但是医学不能够乱扩大，因为病人的生命在医生手上，不是所有人都可以做医生的。中医临床训练的不足，这个也是问题。在中医教学中，应避免盲目地扩大招生，要真正符合市场需求；吸引毕业生到需要的地方工作；制定以效果为本的教学方法；提供足够资源使中医人才得到合理分配，满足各阶层的需求。

中医的理论特点

孟庆云

有幸和大家见面。我先讲一下我理解的中医的理论特点。

“中医”这个名词是怎么来的？乾隆时代，《清实录》记载，乾隆皇帝接待英国公使马戛尔尼的时候，提到了“中土医学”这个概念，也简称中医学，这是最早的文献记载。有的历史学家说，更早一些，明末清初的方以智的著作里有“中医”字样，但是我还没找着，大家以后可以共同找。可以说在乾隆时代就有了“中医学”这个名词。中医学指的就是中华传统医学，就是我们现在称为的“中医学”，而现在冠名为“中医药学”。

中医学的特点有以下内容。

(1) 生成论的人体观。这是和西方科学比较而言的。西方科学从医学观、人体观形成构成论，比如说物理学和化学，认为物质由分子组成，分子由原子组成，原子由原子核和电子组成，原子核又由基本粒子组成。这一层一层都是构成的，包括上帝造人也是一连七天造成的，都是构成的，人体也是构成的。西方的学者认为人体就像一架钟表，但是他认为人体是构成的。人体有庞大的系统，系统由器官构成，器官由物质构成，物质由细胞构成，一层一层构成，这叫构成论。和构成论相比较，中华文化认为元气是整体发展壮大，阴阳可以分四象，生成论的总特点是天人合一，人是天的一部分，因此疾病也和天地有关，人与天地相参，天、地、人三者才是一个整体，生成论也叫整体观。中华文化也是生成论，如《尔雅》的词语、《本草纲目》的药物等，其生成论与西方的构成论是截然不同的，因此思想方法、认识方法都是不一样的。

(2) 以功能模型——“藏象”来论述人体。中医也有叫脏腑的,《黄帝内经》里叫“藏象”(现作“脏象”),用“藏象”来研究人体。“藏象”不是器官,虽然也有器官的认识成分,但它是功能模型,这是中国古人的聪明。当然,古代是有解剖认识的,以解剖为原型论述功能,功能也是天、地、人合一的,比如说肝脏和春天、东方相联系。五脏是五种功能模式,肝是人体应急系统,以解剖肝为原型,把它发挥成功能模型来研究人体。肝主情志,疏泄,肝藏血;脾是人的动力系统,运化代谢功能;心是主血脉、神志、思维的系统;肾是人的生殖系统,负责性功能;肺是主气的系统。肝、心、脾、肺、肾,是五大功能系统的核心。肺主皮毛,与大肠相表里,也是一个系统。中医“藏象”是理论模型,在两三千年前中医就用模型来研究人体,这也是智慧。此外,经络也是模型,十二经是信息的网络模型。

(3) 中医重视人体的时间结构。任何事物都由时间和空间组成。人也不例外,人有自己的时间结构。中医用时间表示生命特征,重视人的时间结构。因此,五脏具有时间特点,肝和春天联系在一起,心和夏天联系,脾和长夏联系,肺和秋天联系,肾和冬天联系,每个脏腑下的具体内容都有时间因素。

(4) 中医有独特的医学发现和发明。中医发现了很多人体的生命现象和人体保健的独特现象。人类最早和疾病斗争的过程中,为了寻找食物,把草的功能记录下来,草变成了药。还有人发明了针灸、按摩技术,这都是古代医学的重大发现,很多治疗上还有它的作用。把几个药煎在一起成为一副汤药,用复方合剂的方法作为治疗的手段,复方中有增效减毒和涌现效应,这也是中医的医学发现。中医的医学发现和发明非常多,有的到现在还有使用价值。

(5) 中医讲究辨证论治,在这一点上和西医的辨病论治不一样。中医辨证论治切入单元是症候,症候本身既有症状体征的表现,也有当事者的现场信息。症候表现的是状态,状态很重要,根据现场疾病表现,先诊断后治疗,望、闻、问、切,探索是什么症候,紧接着论治,论治讲究理、法、方、药,因时、因地、因人之异而用药、用方,这是中医的特点。我们把中医这一套治疗操作系统叫作辨证论治。

(6) 意会知识。中医认为人体有独特的东西。英国哲学家波兰尼认为其有清晰知识和意会知识之分。中医认识到人体的局部有整体的信息，比如脸，有五脏六腑的信息，鼻尖主脾，两边主肝。手也是，特别是脉，切脉。虽然是寸关尺三部脉，但这三部脉就可以具有五脏六腑的信息，所以切脉寸关尺、浮中沉，可以探索五脏六腑。同时，脉叫气象，通过脉来理解人适应天地气候的能力，还有些奇脉、怪脉等。虽然不断发展，但是脉储藏了人大量的生命特征信息——一个局部有五脏六腑的信息。自然界里也可以找到很多类似的现象，一个菜花本身有整个菜花的信息；一个斑马取它的一段条纹就可以有整个斑马条纹的信息；数学里有分形理论，哲学里有分支理论，这些理论也在研究生命构造的特点。中医不但掌握了这一点，还用到诊断上，比如舌头，舌根主肾，舌尖主心。中医还认识到模糊学，对模糊事物更能抓住本质，越分细了越掌握不了它的本质，人体的生命特征也有这个特征。只可意会不可言传，如果细分到微观层面反而概括不了它的特征。

(7) 中医在养生手段上有独特的理论体系。世界的其他医学，包括西医，有营养学，但没有像中医把养生保健的认识作为独特体系发展，并且让它们随医学的发展而发展。中国很早就重视养生保健。《尚书》中殷纣被武王推翻，武王问殷纣王的叔叔箕子，怎么治国才能治理好？箕子回答：一曰寿（让老百姓都长寿），二曰富（让老百姓都富裕），三曰康宁（健康安宁），四曰攸好德（重视道德），五曰考终病（生、老、病、死都死在老年，不早夭折或者没有医治不好的病）。这是五福，五福里有三样都与人民健康长寿相关，可见得历代帝王都懂得，治理好国家，首先要抓健康。《尚书》里五福的做法也为后代帝王所效仿。

"养生"一词来自于《庄子·养生主》。《养生主》说养生可以保身，可以全生，可以养亲，可以长寿。第一，历代中医重视宝命全角，人活一世不要有残疾，身体完满。第二，中医讲究防治一体，既能预防，还能治病，另外还能修身和养性，锻炼身体和培养性格。第三，中医养生重视强筋健骨，固护正气，强调增强人体的正气。第四，重视寓养于乐，把养生当一种快乐，不当苦差事。另外，融通文化、书法、唱歌、舞蹈各方面娱乐作为养生手段。唱歌的人都长寿，为什么呢？因为唱歌的人有节奏地练气。指挥家更长寿，因为采用甩手疗法，这就是中国的养生。第五，中国的养生讲究套路，把一些技艺、功法、武术、气功等，形成套数，而且这种养生的方法非常丰富，食养、药养的养生手段非常多，而且高明。这样保证了人体的健康，在这里面中医起了很重要的作用，而且以医学理论为依据。由此可见，医学理论，既治病，又养生。

胡道静先生说过，中医学这一生命文化的胚胎，是中华传统文化和社会推进的舵浆，而且是中华传统文化区别于世界文化的分水岭。是的，中医是打开中华文化宝库的钥匙，学中医可以加深对中华文化的理解。

中医信息化发展现状和未来展望

朱佳卿

我今天要和大家交流的是关于中医药与中医药信息化的思考。我们现在讲中医现代化，那么对中医信息化必须要有所了解。

一、中医的基本特点

第一，就西医而言，所有生命科学研究都是从原子、分子、基因、细胞、组织器官、系统再到人体。西医的思维方法是，把人体看成是一部机器，机械地组合在一起，就像一部车，如果车的轮子坏了，那就需要换一个轮子，卸掉一个旧的，换一个新的就行；如果它的喷嘴坏了，那么就换喷嘴。这种思路是结构的思路，而中医不是这样的。中医认为人是一个整体的生命状态，这个生命状态是高度统一的，与自然界是息息相关的。中医应从这个角度去理解，才能在今后理解中医、给人看病的时候有整体观念。

第二，人体永远处在运动状态，它是一个不可分的整体，永远在不停运动。中医在看待疾病的时候要用这种辨证的观念来看待人体。比如病人肝区胀，作为中医可能不会一直关注他的肝问题。如果仅仅关注肝的问题，那就不是一个好的中医了，因为要考虑他的整体。为什么他的肝区胀，是不是身体别的地方出了问题？真正的中医肯定是要综合去考虑的。这样的话，在临床处方用药的时候会起到较好的疗效，因为人体永远处于运动状态。

再比如戒烟问题，对于烟瘾很大的人，让他马上戒了的话以后可能会出现问题，戒断症状会使他产生一系列的疾病。这是因为在长期的抽烟过程中，烟草的某些成分已经与他身体形成了一个整体，跟他联系在一起，很多烟草成分就在血液里。在这种情况下，让他戒烟，也只能是一个进程较长的过程，需要逐步来戒。戒烟委员从来不劝人立即戒烟，而是劝人减量，一定要减量。从两包减到一包，制定一个周期表；从一包减到半包，也制定一个周期表，用两三年的时间，慢慢使他的身体和自然又开始融合，这个时候才能戒下来，否则的话会出现戒断症状，而且容易复吸。有患者戒了烟以后，身体不适去看病，发现得了食道癌、肺癌。是不是由抽烟引起的呢？有可能，但是我认为最大的可能因素是突然戒断引起细胞的应激变化，从而免疫功能出现急剧降低而发生这个问题。

中国的长寿村在内蒙古有，在广西巴马也有。有调查报道了4个长寿村，有的人就是吃肉，一辈子吃肉，还喜欢吃肥肉，但是人家长寿。比如有的地方就吃牛肉、羊肉，以肉食为主，有的地方反而以素食为主。一方水土养一方人，一定要考虑到人与大自然是一体的，否则简单地说这也不能吃，那也不能吃，这是不对的，一定要和当地的环境联系起来，这佐证了人和自然的整体关系。

从政策研究的角度来考虑，历史上曾经发生过几次反中医潮，为什么？有自身原因，也有社会因素，还有其他因素。从这几个特点来说，政府是支持中医的，如果政府不支持，中医肯定会灭亡，会遭到很大的挑战。在新中国成立前出现过一次较大的反中医的情况，那时的中医处于危亡状态；新中国成立后也出现过几次，毛泽东在初期批评卫生部态度不端正，那是新中国成立后第一次挽救中医。大家今后有时间可以了解历史，如果有机会接触中医，就会知道中医对文化修养、保健观念、学习等各方面都有补充的作用，都是有裨益的。中医传播到了171个国家和地区，而这171个国家和地区多数是和中国有外交关系的，也有与中医有某种协约关系和民间交流关系的。

我认为，现在我们所谓的中医，既不是西方标准定义上的科学，也不仅仅是治病的技术或者手艺，中医超越并包容了科学和技术。武汉大学的李宁先教授是化学家，在他的《中西医学方法论》一书里进行了较详细的论述和说明，我很认同他的观点：“中医是超越和包容了科学技术的，它能救人治病，又渗透了我们东方文化、哲学、艺术、价值观的形成。”我相信中医是一种追求最高层次的思想境界，是一丝不苟、精益求精、追求卓越的时代精神。不是把它拔高，大家以后可以自己体会，综合性大学的学生可以在业余时间了解中医，相信对你们认识社会、认识国学、认识自己都有帮助。

二、中医信息化

对于中医信息化的工程，国家非常重视。在中医信息化过程中，有两个比较大的特点。第一，起步早，但是进展缓、欠账多、差距大，这是总的定位。起步早是指 1978 年湖北中医学院（现为湖北中医药大学）召开了控制论会议，标志着计算机在中医的应用，同时北京中医医院开展了名老中医系统的研究，这是最早的。1984 年联想成立了计算机公司，出现了第一次微机热。当时在国家的支持下，湖北中医学院和北京中医医院分别代表中医和西医，在不同的地方分别举办了两个班，一个班 150 人左右，培养出 300 人左右的计算机人才。但是由于中医发展受各方面制约，而且受不同的思想观念影响，中医本身在信息化建设过程中底子薄、基础差，再加上初期国家对中医信息化投入也不足，中医信息化和西医信息化差距就越来越大。并且，中医本身的特点，是用术语难以理解的，难以计算机化表达出来，标准化程度比较低。要使计算机认识，就要用标准术语。中医受到限制，初期信息化发展缓慢、程度低。调查显示，20 世纪 90 年代末中医院和综合医院信息化有很大差距了。打比方说，西医院信息化程度是 100 的话，那中医院只有 5，相差很大。在 20 世纪 90 年代末有 2100 多所中医院，但当时运用信息化产品的只有 100 多家，比例是非常低的。最近几年，国家对中医信息化的投入加大，中医信息化和西医差距缩小，但还是差得很远。同年相比，2014 年年底，西医院信息化程度已经达到 89%，只有 10%左右（多在边远地区，比如内蒙古、西藏）没有实现信息化，而中医院近半数没有实现真正的信息化，所以和西医院比还是有一定差距的。

第二，中医信息化建设还存在非常严重的不足。东部、中部、西部发展极不平衡，像浙江、上海、江苏信息化建设发展相当不错，但是在西藏和内蒙古很多地方不知道信息化是什么，比较落后，很原始，而且有的二级中医院的总资产只有二三十万，有一个县级中医院只有19个人，养活19个人都很难，更不可能拿出钱来做信息化工作。

国家中医药管理局十分重视信息化工作。最近几年来，国家对信息化投入非常大，国家中医药管理局局长、卫计委副主任王国强在第一届中国中医药信息化大会上指出，中医有整体部署。国家搞了“十一五”和“十二五”信息化建设发展规划，现在又在制定“十三五”信息化建设发展规划，此时国家投入1.8亿元，准备在十几个省建1500家中医馆，现在已经启动了，中医已经惠及基层，中医馆的建设会覆盖十几个省的县、乡、村。国家又在12个省投资1000万元进行100项中医信息标准化建设，这里所说的标准不是指中医医疗的标准，而是指制定标准的标准——如何在信息化的过程中定义术语，在十几个省选择制定100项中医药信息标准。

三、未来的展望

现在互联网蓬勃的发展给整个医疗行业带来了福音，实际上从过去到现在，面对浩瀚的中医药文献，我们每个人的生命周期是有限的，医生的生命也是有限的，即使活到100岁，看病看80年，也不可能看完现在所有的医书；临床上大概有七八十万个方子，想把它读完是不可能的。怎么办？那只有在信息化、大数据的情况下才能实现。现在中国中医科学院常务副院长刘保延教授在搞中医临床科研一体化系统项目，又叫“真实世界的中医临床科研范式”研究。把医生看病产生的数据记录下来，如果每天1家医院有10万个数据的话，那么长期下来，全国西医有3万多家，把中医加在一起大概五六万家，产生的数据是一个庞大的、以PB（EB）计算的数据，我们如何从中找出所需要的数据？这就要靠中医信息化。

现在人类面临，也是中医面临的最大问题是对慢性病的治疗和防治。原来6种慢性病（肥胖、高血压、糖尿病、心脏病、腰椎间盘突出及骨质疏松）是中老年人常见病，由于生活水平不断提高和生活质量不断改善，这些慢性病的发病年龄开始年轻化。中国政府十分重视慢性病的防治，2013 年国务院发布《关于促进健康服务业发展的若干意见》，提出到 2020 年，健康服务业总规模达到 8 万亿元以上，成为推动经济社会持续发展的重要力量。8 万亿的蛋糕由谁来分？除了一部分由综合医院来分，从事健康服务的中医药行业也可能会得到一部分。

据有关统计，现在医疗健康 App 市场规模约 30 亿元，到 2015 年要达到 45 个亿，中医药在里面要达到将近 20 亿元（算上保健类药品）。现在纯传统医药的 App 是非常少的。中医药养生保健是强项，因此移动医疗与中医药结合是最佳途径。“互联网＋中医”十分有前途，这个行业也是被看好的。现在中国中医科学院有专家提出中医药发展 4.0 的概念：1.0 是手工阶段，运用传统的望、闻、问、切，收集患者信息；2.0 是数字化阶段，将各种中医药信息数字化，建设中医专家系统；3.0 是智能化阶段，运用大数据，开展智能化分析研究；4.0 是一体化阶段，充分运用可穿戴设备，随时收集、提取数据，分析整理数据，并及时提出健康建议，惠及广大人民。总之，中医是医学，是文化，同时还是一种健康的理念，它会为人们的学习生活、保健养生提供一种思维方式和方法。以上是我的个人观点，不足之处请指正。

传统中医的颠覆者

——“互联网＋中医”

顾高生

我和大家分享“互联网＋中医”中碰到的问题，以及我们是如何解决的，给大家一些启发。

我不学中医，为什么进入这个行业呢？我是对中医怀着感恩之情的患者，我在10年前得了病，咳嗽了半年没有治好，半年时间是误诊，走上了长达五六年的求医问药之路，每个礼拜都要治疗一次，配药，吃药。中医、西医之间穿插很多，最后中医起了非常大的作用，我在亲身经历中体验到了中医药对健康的作用，我发现中医对老百姓非常实用。我最后找到了这个路径，但这条路走得太长了，在这个过程中我看到很多老百姓，像我一样，甚至有比我更严重的，到死也没有找到一个好中医，最后不明不白地走了。所以能不能想办法让老百姓看病容易一些，让患者少花医保的钱呢？

现在每隔三四个月就讨论伪科学的问题。三甲中医院里西医比中医多，要找中医不容易。老中医是宝贵的财富，但是老中医累死，小中医闲死。学中医的毕业生刚工作时是几乎没有病人会来求诊的，只要科室的老先生不退休，就永无出头之日，这是中医的现状。仔细想这个事情是沉重的。周生春老师在开论坛前讨论时说，国学剩下的东西不多，中医总算是能留下来给老百姓使用的一样东西，大家也都知道的，其他很多东西已经没了。

有很多创业的中医馆老板投资到中医药事业里去，但他们现在处境非常不好。中医馆是个坑，花了四五百万元，租了2000平方米的店铺，装修完后请名中医坐堂，以为这样就财源滚滚。但是有老板等得头发白了，病人都没进来，或者病人来了一遍再也不来了。疗效呢？中医能活到今天是因为有疗效，过程、机理不清楚，但是结果就是有效，可是临床看病的时候怎么没有效果，让病人流失了？这样的现实很残酷。接触那么多基层医疗机构，缺少好中医，也缺少好中药。但有没有解决方案能帮助基层医疗机构，帮助老百姓治好病呢？

“互联网＋”的提出，使中医的现代化提速很多。我们通过 2 年时间的“互联网＋中医”的运作，第一个成果是做出了中医药智能云系统，帮助基层医生用计算机辅助的方式开处方，第二个成果是做出了中医在线特需服务模式，让老百姓在家门口可以看到全国的名老中医，在社区医院、中医馆里就可以看病。杭州拱墅区的一位社区针灸医生，他每个周五上午到省人民医院去抄方，写老先生的处方，借着这个东西学，很多中医是这样学起来的。西医相对标准化，医生根据说明书来诊断配药；中医太特殊了，10 个中医给 1 个人开方，对于同样的毛病 10 个方子不一样，是极度个体化的。在严重信息不对称的市场格局中，如何找到能看好病的中医呢？我见到最多的中医一天看 270 个病人，不论效果如何，就这样看病会让大夫压力很大的。中医馆的数据是核心。中医体质学是王琦教授创立的——第一次将中医标准化，做问卷就知道患者是哪种体质，比如阳虚、阴虚、特禀质。浙江省 65 岁及以上的老人都要做体质辨识，这大大帮助中医往前走了一步。中医馆不需要太多病人，将周边社区 2 万人服务好就已经非常好了，社区居民能终身在这里享受中医服务。

“互联网＋中医”的这个话题很重要，现在 App 中真正做中医的非常少。中医没有标准，要是老先生不愿意贡献他的处方，数据是永远得不到分享的，中医没有会诊、转诊，中医做上下转诊是有去无回的，中医里的检验、制剂、诊断都是同一个人负责的。

这不是技术问题，这是梦，名字叫中医。中医发展得很痛苦，我们做的过程也很痛苦，但要感谢中华文明孕育了中医药宝库，感谢国家中医药管理局局长王国强，感谢浙江省卫计委领导，感谢王琦老师，因为王琦老师的体质辨识让中医的标准化在互联网时代产生了第一块跳板。同时，感谢全国各地多名老中医的奉献和支持，能够让我们在一开始就掌握到中医的精髓。总之，我们得到了大量的资源和支持。从美国重金请回了顶级的医疗大数据科学家，从国内一流机构出来的专家，他们和我们走到一起来研究中医，用信息化手段、人工智能、云计算重新思考、定位中医。我们有一个共同的愿景，那就是让天下人看病不再难。

关于中医信息化发展及与互联网结合的讨论

朱佳卿　孟庆云　顾高生　郑永齐

|问|在朱佳卿老师您刚才的PPT里提到了这两点：第一，中医已经传播到171个国家和地区。第二，中医本身背后的，不管是医疗技术本身还是涉及文化传统的东西，实际上根植于东方人的医疗传统，或者说亚洲人的，包括东亚地区的医疗传统。把它向外推广到世界各地这么多地方，这种推广本身和中医本地医疗知识两者之间会不会有张力，您怎样看待这种张力？也想请问一下孟庆云老师对这个问题是不是有理论上的思考，您把中医放到非洲去治疗埃博拉病毒的时候，当地的非洲人会不会愿意接受中医处方？这是一个很实际的问题，但是也涉及中医医疗技术层面理论的问题。这个问题想请两位老师回答一下。

|朱佳卿|这位同学问得非常好，看来他是听进去了。中医传到171个国家和地区，过程中肯定会遇到很多问题。中医是根植于东方人心目中的文化和哲学思想理念，既然这样，西方人或者其他种族的人接受中医文化时，怎么去接受？第一，世界发展到现在，已经是中西文化全面结合的阶段。从2004年末开始在全世界各地建立孔子学院，截至2014年9月，中国国家汉办已在全球123个国家合作开办了465所孔子学院和713个孔子课堂，成为汉语教学推广与中华文化传播的全球品牌和平台。就是因为很多中华文化被世界各地接受起来有困难，很难理解，要通过中华文化走出去的战略使更多的人开始逐渐认识中医。第二，中国向国外派遣了很多留学生，也传播了中华文化。第三，到中国来进修自然科学的外国人，据10年前统计，在我国学自然科学

学得最多的是中医。这是在10年前，现在不是这样了，现在差不多是持平的。国外立志于学习中华文化的人是非常多的。据统计，中国23所中医药院校留学生将近5000人，辐射到104个国家。可想而知，我们国家改革开放后，实力越来越强，吸引力也越来越强，在这学习技术的留学生也多起来了，这为传统文化的传播奠定了一定的基础。从这三个方面说，中医走向世界的步伐在加快，跟国际的交流合作在增多。再加上近几年国家实力也增强了，外交部和国外签订协议，把中医交流作为支援对方的先行条件。现在我们签的很多对外协议里就包含中医。和欧洲一个国家签合作协议的时候，人家提出来一定要签中医的合作协议。这种影响力对促进中医药文化向国外的传播、交流、合作奠定了良好的基础。这是东方文化的交流问题。关于中医理论问题，请孟老师您说几句。

| **孟庆云** | 我说几个观点。一个就是科学和人类思维有共同的东西。刚才我虽然讲了很多中医的特点，但是中医也有很多和西医一样的人类共同的思维，比如说诊断和治疗的关系，中医也是把诊断放在治疗之前，先诊断后治疗，再独特也要先诊断后治疗，这就和西医有一致的地方。中医还有很多与西医相同的地方，不是强调中医截然和西医不一样，这是一个观点。上午郑老师也提到了一些关于中医的，我们认为可贵的在于它是中华民族独创的东西。比如爬喜马拉雅山有很多道路，从南坡爬是一条路，从北坡爬也可以算是一条路。西方的科技文明是一条道，东方的科技文明也是一条道，也有继续探讨的价值。现在西方科学，包括西医，在蓬勃发展，手术外科可以延伸到各地，可以更换任何一个器官，这个是构成论人体观的理念。但是在这种前景下，中医也有它的用场。比如说CT、磁共振发明以后，诊断能力简直大增，一个刚工作几年的西医利用现代仪器设备来诊断的能力可能比一个积累几十年经验的老中医诊断得更准确。西医这种医疗手段也有它不适应的地方，比如对普通的感冒又做CT，又做磁共振，得花好几千的人民币，这就不一定适合比较贫困落后的国家和民族。在这方面中医药就有它的长处，它能用简单的方法解决，不必花大价钱。

东方的医疗技术有它的应用价值，而且也有它的理论合理性。另外，我们认为文化的传播从来是从高层次向低层次流动的，强加给谁也不行。西医采取的是成分药理学分析方法，这也是中医的特点，或者叫作局限性，中医也需要不断补充以解剖学为主的构造学人体知识。关于中药药理也需要解决成分问题，研究成分问题能解决中药毒性问题、功效问题以及质量标准问题，这是很需要的。所以中医走向世界是独特的，有效果的，有需求的。

| 问 | 顾先生，您好，您刚才的演讲中提到了有老中医累死、小中医闲死的现象，我想这肯定是中医医术中经验主义的反映。您又提到了每个病例都是极度个体化的。所以我想问您对于中医处方标准化可能性的看法。由于医术中经验主义，再加上每个病例都是极度个体化的，那么中医处方的标准化可行吗？你们用大数据帮助医生开处方这件事合理吗？

| 顾高生 | 这位同学的问题问到中医在信息化过程中的核心问题：标准问题。刚才我们教授也讲中医的标准化其实没有太大标准。对于中医的电子病例，每个病人的情况是个体化的，但病例是可以标准化的，我们可以把相关的可能性列在表格里面，而且可以分型、分病。中医有十问科，对所有的病问 10 个问题，但有很多病的诊断资料不完整，需要了解更多的信息。怎么办？这个工程量比较大，但是这个事情肯定可以做，只是到目前为止，没有做。中医标准化的路很长，也很艰苦，但是一旦做成，对中医的发展就起决定性作用，尤其在信息化领域是必需的。

| 问 | 所以您认为中医处方标准化是有必要的吗？

| 顾高生 | 这是非常有必要的，因为我们后面做数据的时候会发现现在全国医院里所谓医疗数据是没有任何价值的，因为只有“张三，男，五十二岁，处方”的信息，有没有效果不知道，什么症、什么病、

用什么治法不知道。根据处方，老先生可以根据经验判断这个方子是治什么的，是可以倒推的。去看病的时候不要以为老先生真的记住你，他是看了上次给你开的处方。这个方子可能是驱寒的，要是效果不好，再加量，或者改另外一个方子来驱寒。

| 问 | 还有一个问题，刚刚您也提到服务中有一项包括中医在线特需服务，对这个我有些许疑问。据我所知，中医诊断之前要有望、闻、问、切的过程，在线是如何实现有效诊断的呢？

| 顾高生 | 你问的问题非常好，这又是另外一个核心问题。中医是讲究望、闻、问、切的，刚才孟教授讲了，中医在看病过程中也不排除需要西医的检查报告，我们很多中医也看西医检查报告。这可以提高诊断的准确度，从另外一个角度验证中医的方法。望、闻、问、切中，最难做的就是切，望、闻、问都可以标准化，拍照、录像、做问卷，都可以做到。唯独最难做的就是切，现在有脉诊医药，但是只停留在科研阶段，没有进入临床。有这样一个情况，望、闻、问、切里面切是在最后的，我们现在做的方法是这样的：让基层的医生通过培训掌握基本方法，对脉象做区分，不是不号脉，是由有资质的临床医生给你做望、闻、问、切，把数据传上去，由我们远端的名中医，根据信息做反馈，并不是远程操作把脉弄上去。

| 问 | 谢谢您的回答。第二个问题是提给朱佳卿老师的。您刚才说到中医的信息化，提到更多的是中医医院管理的信息化。所以我很想知道，难道中医信息化的全部内涵就这些吗？您怎么看待中医信息化的问题？

| 朱佳卿 | 我刚才说的信息化，指的是信息化大潮来到的时候，国家领导人、政府相关部门对中医信息化是支持的，是给大家增加信心。数据说明我们在10年前中医信息化是非常落后的，经过10年政府的支持、各地的努力，信息化建设取得了长足的进步，和综合医院

比较，信息化程度从占比只有5%到现在大概30%～35%之间，已经有长足的进步。

具体到中医院自身信息化的步伐也是非常快的。信息化建设除了政府支持以外，各级中医院自己也加大投入或做了较大努力，还有最重要的是开始尝试引进民营资本的投入，如从事信息产品开发的高技术公司或相关人才，比如说顾总，自己不是学中医的，但是却能拿出人力和财力从事中医药信息产品的开发应用，惠及广大民众。像顾总这样的公司在国内已经有很多，他们从中医信息化建设的不同的方面进行突破，顾总走的是这个路子，有的公司走的是另外的路子，都在为中医药信息化建设做贡献。只有全社会各个阶层、各种不同的经济实体都重视这件事，中医的信息化建设才会上一个新的台阶。

|问|我刚才之所以提这个问题是觉得中医院管理的信息化并没有触及中医现代化的核心问题。

|顾高生|中医药现代化从研究到现在已经将近20年，这20年间，大家互相之间有争论，有不同的认识和见解，也开展了各种各样的研究。此前曾开展过中药现代化的研究，国家投入大量资金开展研究，结果发现大都走不通了，思路出现了误区。开展中医药现代化研究近年来基本达成共识：中医药具有自身的特点，中医药现代化研究只有尊重这个特点，才能实现，否则将很难取得满意的研究结论。尽管中医药在发展中存在问题，但是它还是在不断进步的。中医药现代化的问题是非常复杂的，半个小时都难以回答，由于时间关系，我现在的回答可能不能满足你的提问，建议留待下次再专题探讨。

|问|其实我觉得现代化还是有可能的，我觉得促进中医和西医在分子层面上的衔接，在我看来，是中医现代化的一个途径。

|顾高生|你说的有一定的道理，关于与西医分子层面上的衔接，能否成为中医现代化的一个途径，可以进一步探索。这样，由于时间

关系，我建议你看一本书，由中国医药科技出版社出版的，李宁先著的《中西医学认识论》。

| **郑永齐** | 总结一下各位的发言。第一，什么叫作中医现代化。对这个问题每个人的看法不一样。各人的解释不一样，是不是用起来更好就算现代化？你也不能讲不是，是需要这个的。我的个人感觉是，把中医的精华拿出来的必需条件是用现代科学知识和现代技术去探讨中医，这是我认为的现代化。

第二，全球化。说世界在接受，其实世界并没有接受，把世界上没有办法治的疾病治好，但是整个社会并没有接受。除非你拿出证据支持，拿出你的特长来，世界才可能接受。孔子学院，实际上给美国造成了很大的困扰，是不是中国以中华文化作为借口来侵略美国呢？芝加哥大学现在要把它取消了。我觉得这是一个值得探讨的问题。

中医药要标准化吗？有希望标准化吗？我对此保持乐观的心态，中医药是可以标准化的。现在成熟了吗？我的结论是没有。不同的医生的结论是不一样的，我相信这可以达到某个层次，但是没有证实的东西将来不能应用。顾先生所讲的东西不是没有价值的，但是对于顾先生只靠中医药的做法，我是觉得前途有限，我感觉要把西医的一些诊断放进去。我特别重视贫困地区的项目，远程医疗能解决中国贫困地区的问题。我们怎么解决呢？顾先生应该加入西医的内容——个体治疗的标准化，因为方子可以表示是有效的方子，并不一定是最优化的方子。西方的做法是先标准化，再开始最优化，但是信息必须是正确的，在这个前提下，诊断必须是真的，用药要正确。中医药现在有发展的机会，但是我们要一步一步好好地去经营。北京中医药研究院实力不够，那么中医药必须要踏出研究院，和别人充分合作。在知识、实践方面，对于西药已经能够治好的病，就别去研究。我的实验室在最近半年之间至少找到 8 个药品，但全部是无用的，它能治疗但不能治愈。要专门研究现在处理不了的疑难疾病，而不是怪病。不要把中医看得太神奇，也不要把中医药看得没有用处。

中国哲学与中医

刘笑敢

我从进入中国哲学这个领域起，我就意识到中医和中国哲学的联系很密切。所以我很早就关注《黄帝内经》等内容。坦白地说，我没有从头到尾看过，但是我注意过这个问题。这一二十年里我真的感到中医和中国哲学是两个平行的社会领域。经过两天的会议，这种平行的感觉就更不一样了。比如关于"中医是不是科学"，如果中医不是科学，那么中国就没有医学科学了。我们这个领域有哲学吗？这是我们这个领域的问题。另外，中医形势大好，现在全世界都重视中医。这个按郑教授讲的，更没有问题了，国外的大学也开始学习中医了，而且中医被正式推广纳入美国政府的医疗体系。我们中国哲学也是。比如，美国本土很多二、三流的大学都在找中国哲学的老师。所以美国本土开中国哲学这个课的学校越来越多，教这个课的老师越来越多。中国哲学的形势跟中医一致。

但是要说不好的方面也很相像。不好的方面在哪呢？全球大部分名牌大学，包括欧洲等，基本上没有中国哲学的博士学位。哪怕有一个大学有博士学位，但是我要不要介绍学生去那就读呢？对于其他地区都没有听说过的博士学位，估计回国找工作很困难。这是一个自然而然形成的过程。

20 世纪 50 年代很多人是因为个人兴趣在大学教中国哲学，是在完全有能力教西方哲学的前提下。有的是华人来教授，教的课基本上是以西方主流哲学为主，但是他研究兴趣是中国哲学。他是哲学系的教授，只有他一个人对中国哲学有兴趣，所以他很孤单，和东亚系交流越来越多，在东亚系开了课，后来当了东亚系的系主任。不幸的是他退休以后，东亚系和哲学系共招了一个教授来开中国哲学的课，这下麻烦大了，哲学系需要的是西方哲学，东亚系需要的是东方文史哲，但不大有这样的教授能兼两项。我曾去美国斯坦福大学参加应聘，充分了解到这个情况，哲学系、宗教系需要的人，但东亚系不要；东亚系需要的人，哲学、宗教系不要。这种情况一直延续了20多年。所以斯坦福大学东亚系最后留了自己的一个学生——这个学生本校毕业，当过兵，是本校博士，之后是讲师。我根本没有竞争的能力，我是北京大学毕业，英文也不好。但这学生辞职了之后他们再找不到合适的人选了——因为要满足两个系的要求。

在欧美，中国哲学算不算哲学，是一个很大的问题。研究王阳明、研究朱熹研究得再好，但这是不是一个哲学就是一个很大的问题。所以美国名牌大学的中国哲学的博士生基本上没有了。中国哲学在美国的名牌大学是个空白。所以这样就让你很矛盾。一看形势大好，越来越多的大学教中国哲学，但从另外方面看的话，大学连博士学位都没有。又有人说我们学中国哲学为什么要到美国去留学，我们就在中国学就行了。我们的校长、我们的院长还是喜欢海外留学回来的，哪怕是中文系，这个不是说某一个校长的问题，这是整个百年来的潮流。这个事情很难办。

之前一直听说中医好，今天下午讲得却比较忧伤。但这是一个事实，这个事实怪不得某一个人。问题一大堆，要是每个环节都有问题，整个气氛就有问题，那我们每个人都有问题。现在医患关系不好，年轻医生不受待见，我们作为病人也有这个问题。所以如果这是一种病的话，这个病蔓延在几乎所有人的身上。那中医涉及的问题很多，该怎么改呢？按美国政府的做法，应该政府来管。所以我想讲这个现象是不好的，我们想改变，但是我们每个人都没有能力改变，或者我们没有使力的地方，大家都处于一种无奈的状态。这是一种真正的困境。

我想讲的是人类文明在发展过程中出现困境是很常见的。但中医和西医最大的问题在于非常难以沟通，从理论上讲，我觉得学中医的人学西医应该不太困难，但你让学西医的人学中医就很困难。这在中西医互动的关系中就有不同意见了。这两天讨论的一个就是坚持阴阳五行，但也有人说能治病就好。那我的观点是阴阳五行在中医里是太重要了，不能轻易放弃，可是它重要在什么地方呢？它和现代文明能不能沟通呢？这是一个问题，这个问题我觉得是真正的难点，是需要学中医的人去想怎么样把它用现代年轻人，甚至是非中医的人的理解方式表达出来，那么学西医的人也应该努力地去理解阴阳五行背后的道理。已经有人这样做了，但还是很困难。

中国的中药到新加坡被报道有不实的广告：补肾的功能。但其实中药的补肾和西方翻译的不一样。要说服西医很困难，概念不一样，就好像中西医哲学关于天理的翻译。把天理翻译成英语很困难。语言系统和思维系统完全不同，要沟通非常困难。比如《老子》译本，每年会有很多种不同的翻译。有人统计了前五种翻译得最好的译本，前四种是不懂中文的人翻译。为什么懂中文的翻译《老子》翻译得不好，让美国人看着费力，理解不了？我猜想是不懂中文的可以用美国人的道德观、现在的常识来翻译。人类文明的发展，往往不是某个人，某三五个人，做的决定，而是一个长期的演变，不是少数人可以改变的。那这样讲是不是很悲观呢？我觉得，我们每个人可以不用觉得太痛苦，我们没有能力完全改变它，但是我们每个人都有责任，每个人都可以做一点关于中国哲学、中华传统、中医的贡献，通过对其发展的了解，做一些能力范围内的改变，当然身在重要职位上的就不用说了，可以发挥更大的作用。我们说资本主义不好，那中国的发展也是在资本主义的技术设备上发展出来的，而中国也有自己的独立性和多样性。中国发展有自己的特点，但发展过程中的污染问题，之后牵扯到很多人的利益。

我想说的是，人类文明发展过程中没有一帆风顺的有利无弊的情况。我们没有看到弊，不等于没有弊，看到的人往往是遭人讨厌的，但是事后大家会明白文明发展中总会有问题。那么我觉得在文明发展过程中，第一，不要太乐观；第二，不要太悲观，不要把责任都归到自己的身上，但也不要推卸责任，应该取一个平衡点。每个人都有责任，共同一点一滴地努力，长期如此就会解决，包括中国哲学的发展、中医的发展。我也同意刚才教授们讲的，自己的质量也是一个问题。季羡林先生临终前写到中华文明对世界的贡献时就讲到“天人合一”。天是大自然，人是人类，这是中国哲学对世界的贡献，但是仔细想想，这是天人合一的本来意思吗?“天人合一”这个词是宋代出现的，但是在古代文明中就有所包含。如果只讲人与大自然的和谐，那就是把天人合一简化了，如果说这是天人合一的现代化，那人与自然的和谐是中国哲学对世界的贡献。如果把人与自然的和谐当作天人合一的新意思，其实也不能算贡献。这是浅层次的现代化，但大家都接受。中国哲学在国际上地位不高是有自身的原因的。我不敢说中医自身有多少问题，但我觉得努力提高研究这个领域的水准是我们应该做的事情，虽然困难非常多，但我们每个人只能尽力去做，并且去做得更好。

传统医学的现代价值与困境

张大庆

很高兴来到浙江大学。这是我第一次到浙江大学，不过应该说并不陌生，我们北京大学医学部与浙江大学医学院也有悠久的历史渊源。北京大学医学部的历史可追溯至1912年创办北京医学专门学校，创办人汤尔和先生是浙江大学医学院的前身浙江医学专门学校的创办人，汤尔和尚未完全建好浙江医学专门学校，就被北洋政府邀请来北京创办医学专门学校。汤尔和是浙江杭州人，在推动中国近代医学教育的发展方面做过积极的贡献。

今天要向大家介绍的内容是“传统医学的现代价值与困境”，在讲之前，我想问问大家对传统医学，当然我是指传统的中医，有什么了解吗？有没有同学了解中医的？

同学：去年参加过有关中医的年度论坛，有中医的医生和学者来讲过。

张大庆：你们现在对中医的感觉是怎么样的？

同学：不能用科学的标准来衡量它。

张大庆：不能用科学的标准来衡量？

同学：这是我自己的感觉。

现在传统医学还是很受老百姓欢迎的，在中国也得到政府的大力支持，但是我们也不得不承认，传统医学的确面临着很多的问题和困难。我们应该如何判断传统医学在现代社会的价值，我觉得这还是很值得我们考虑的。屠呦呦得了诺贝尔奖，不过关于这是奖给中医的成果还是现代医学的成果，双方争论得一塌糊涂。屠呦呦本人在诺贝尔奖的获奖感言里说是“中医的现代成果”，这个话讲得很有策略性，可以有多种理解。青蒿素的研究的确来自于传统医药的启示，但青蒿素又完全是依据现代医药理论，用现代医药研究方法，从植物中提取出一种有效药物，人们将青蒿素用于临床治疗的时候，也不是按照中医“辨证施治”的治疗路径来实行。大家知道目前青蒿素主要在哪用吗？主要在非洲使用。在非洲使用的时候，只要人患了疟疾就用这个药，不会考虑患疟疾的病人是阴虚还是阳虚，肝虚还是脾虚。只要是疟疾，用这个药就有效，就和青霉素是一样的，青霉素治疗特殊的细菌感染是非常有效的，而不需附加一套文化的解释。

当然传统医药中还有很多很有意思的问题，今天我想花 2 小时的时间和大家讨论一下传统医学的现代价值与困境，另外的时间留给大家提问，我们也可以进一步讨论大家的问题。

一、中医是什么

你们可能已经听过很多中医学者来讲这个问题。中医里讲：“医者，易也。”它讲的是一种变化，首先说医是一种变易，这是中华传统的一种解释，并不是给出一种很恰当、严谨的定义，而是用一种比喻的方式。易也，就是强调一种变化，就是人体的生命现象、疾病现象、人和自然的关系处在一种不断变化的过程当中，疾病发展也是在一种变化过程中的。所以，中医研究阴阳消长、人体健康疾病的转化，这是一种不断调整的过程。也有人用易学和易经来做进一步的阐释，这个是由另一批学者去进行讨论的，但实际上中医里面谈到的这种“易”并不是完全我们想的那种从理论上来推导出一个结论，而是一种从宏观层面来把握的，在这种变化、相互之间的消长当中来和病人、和疾病打交道。同时中医又讲“医者，意也”，讲的是一种感受、感悟，特别是临床医生的经验。所谓“意”就是一种经验的升华，即便是现代医学科学已经非常发达，我们有许多诊断检测的仪器设备，但在临床医学里，医生的经验依然具有极其重要的价值，医生并不完全是机械地按照所谓的“临床路径”“临床指南”来处置疾病与病人，他还需要根据自己和前辈的经验。这种经验是什么呢？就是一种临床领悟。也就是说在临床诊疗过程中，对于曾见过或没见过、曾处置过或没处置过，操作起来还是很不一样的。如果不是临床医生的话，很难去理解这个事。

从日常经验也可以知道，人们看病一般都愿意看老医生，若一个年轻医生坐门诊，大家就觉得没什么经验，不会有人找，至少找的人不多。为什么呢？就是认为年轻人经验不够丰富，而且经验是要在长期的临床实践中去积累、去体验。例如，中医的诊疗讲究“望、闻、问、切”，切就是诊脉，诊脉里有很多就是人们所说的“只可意会不可言传”的经验。中医有 28 种脉象，而阿拉伯医学则有 48 种脉象。辨识这么多种类的脉象是非常困难的，需要丰富的经验。当然有一些脉象比较好辨识，比如数脉跳得比较快，或者手指轻轻搭上去就可以感觉到的，叫浮脉，这些脉象是比较容易掌握的，也好辨识。但是，比如结脉与代脉的区别就比较难以把握。所以说很多不同的脉象是要凭老师来教的，他将自己的感触教给你，你才有可能有所体验。所以是只可意会不可言传的，强调的是经验的积累。当然人们也非常想把这些经验普遍化。有人做中医现代化研究，试图将脉象诊断现代化，也就是用现代仪器来把这 28 种脉象通过生物传感器记录，再与个人的经验比较、分析，来确定某种脉象。由于影响脉象的因素很多，而且对脉象形成和构成脉象的各种条件也还没有深入的了解，因而初期的脉象检测仪器还不够理想。20 世纪 80 年代之后，中医脉象检测仪的研制被国家列入了攻关课题，并研制出多种多功能脉象仪，不仅能检测脉象的波形、脉压力，还可以显示脉位、脉幅、脉形、脉势、脉宽和脉率等。不过，时至今日，凭借仪器来检测中医脉象尚存在诸多难以解决的大问题，传统医学里这类只可意会不可言传的东西，或许并不适合机械性的解决方案。

传统医学还说“医者，艺也”，医疗是一门艺术。这点大家容易理解。除了诊脉之外，医疗的艺术还包括和人打交道的艺术，医疗不仅治疗疾病，同时还要照料病人。这样一种技艺的训练包含着很多文化的因素，其实中医不只是科学的内容，也包含着一种文化的韵味。当然也有人会反驳，说科学本身也是一种文化，即科学文化，科学也有自身的文化意义，比如科学的理念、科学的建制、科学的规范、科学的伦理准则等，所以科学也是一种文化。的确，在我们谈论的文化有非常宽泛的概念时，就会遇到这种诘难。因为这类概念存在很多认识的真空或模糊地带。比如说我们要明确中医是什么，必须先明了医学是什么。医学的概念其实也很宽泛，也没一个大家都认同、都满意的定义。科学的定义也是这样，比如现在要出一个公认的科学的定义非常困难。科学是什么？谁都很难讲清楚，对于你给出的科学定义，很多人都会提出质疑。比如对于我们现在的自然科学与社会科学的划分，都认为是科学的，我们讲生命科学、物理学等科学，与经济学、社会学等科学的时候，大家肯定很清楚，基本上不是一回事，此科学非彼科学也。那么有不同的科学吗？谁都不承认有不同的科学，大家都认为是科学的。在这样的语境下，科学的概念是混淆的，大家并不去追究它原来的本意是什么。现在我们可能把科学当成是一种正确，所谓科学不科学就是正确不正确，正确的就是科学的，其实不然，科学恰好是可以错的。恩格斯有句很重要的话："科学是用一种不太荒谬的理论来替代一种荒谬理论的荒谬理论。"当然我们可以从正面来解读这句话，就是科学是不断修正错误、逼近真理的知识体系，即使科学不是真理，但它逼近真理。恩格斯从反义来讲，大家可能觉得不舒服，不过我们想一下，的确是这样，科学是可以出错的，而且科学是不断修正自己错误的。

二、中医有什么

我不知道去年有没有老师讲过中医有什么。"方技者，皆生生之具，王官之一守也。"古时把中医视为方技，在《汉书·艺文志》里面方技包括四大类：其一是医经。这些大家可能都知道，即《黄帝内经》《神农百草经》等，都属于所谓的医经。现代的中医认为《黄帝内经》是最古老的经典，但严格说起来是错误的。目前我们所见的《黄帝内经》应成书于东汉的时候。东汉人把前人相关著述汇集在一起。现在的中医可能会反驳这一点。但目前越来越多出土的文献表明，还有比《黄帝内经》更古老的一些医书。其实在《汉书·艺文志》中就提到还有《黄帝外经》《扁鹊内经》《扁鹊外经》等多部医经。《黄帝内经》只是当时医家的一个派别，可能现在的《黄帝内经》也包括了前面不同医家的观点，而都放到了黄帝的名下。这是我们需要了解到的。

其二是经方，就是古老的方书。这个大家有兴趣可以去看，现在也是在不断地发掘出更古老的方书，其中有一些古老的治疗方式，也是比较有意思的，比如 20 世纪 70 年代在长沙马王堆出土的《五十二病方》，在甘肃武威出土的《治百病方》。有很多这样的方书，讲怎么样用药来治疗某些疾病，这也是非常重要的。

其三是房中，就是房中术。“先王之作乐，所以节百事也”，房中有两个最重要的内容，第一个是传授怎么生孩子，甚至是怎么生儿子。大家知道传统文化认为子嗣是很重要的，房中术就是教人怎么生育，这是很重要的内容。房中术的第二个内容是讨论如何通过性活动达到延年益寿的目的，认为掌握性技巧有助于延年益寿或长生不老。古代有很多很荒诞的事，有很多皇帝、权贵，期望借房中术来达到此目的。他们认为可以采阴补阳或者采阳补阴，男女双方的性活动变成为双方的“内功”较量，吸取对方的精华，比如女方可以变成很厉害的女巫，男方可以变神仙。这个很受当权者的欢迎。中国古书里面有很多这样的内容。当然，这个认识其实是有误区的，在某种程度上，心情愉悦可能有助于健康，但是能否达到长生不老是值得怀疑的。中医有一幅《内景图》，类似于人体解剖图。它有个部分的描绘特别有意思，图中描绘有一个小管连接性腺和脊髓。它的功能是男性在性交时不射出精液，而精液通过这个小管进入脊髓，然后上升到脑而为脑髓供给营养。当然，这只不过是一种“美丽的误会”，在实际的人体解剖中是没有这个连接管道的。有很多人期冀通过修炼来达到长生不老的目的。在古代的医书里面，这类书还不少。比如说《彭祖经》，是讲性养生学的老祖宗，还有《养生方》等都是讲性与养生的。宋以后，理学兴起，中医房中一类淡化了。近代以来，房中术被认为是中医里的糟粕。不过到了 20 世纪 80 年代，改革开放以后，随着性医学的引入，有人觉得应该把中医的房中术传统发掘出来。

其四是神仙术。神仙术是什么呢？大致等于我们现在讲的养生学。这是中华文化很有意思的方面。西方文化里面都有神，但没有仙。神是通过个人的努力达不到的，西方文化里通过个人努力最多可成为神的使徒，但成不了神。在中国成不了神，但可以成仙，仙是什么？就是通过个人的努力修炼来达到长生或者不朽的境界。中医里通过修炼内丹、外丹，就是服食丹药，来延年益寿。或许神仙术中有一部分内容是合理的，例如通过一定的身心演练可达到强身健体、身心和谐的目的。印度的瑜伽也有相似之处，通过调息、调身、调心来达到一个和谐状态，是对身体、心灵的修炼。这是东方文化的特色。

由此，我们说的传统医学包括四大类：医经、经方、房中、神仙术。房中、神仙术一度被认为是糟粕，不过，此一时彼一时，现在又认为其中也有精华。中医学理论从春秋战国到秦汉这几百年的时间逐渐成熟和形成体系，这样一种体系到现在基本上没有太大的变化。现在的中医学院依然在学《黄帝内经》，这也是一个非常有意思的现象。这是不是独特的呢？其实不是独特的。当然，西方的传统医学体系（希波克拉底-盖伦的理论体系）中的体液病理学说，现在基本上没有人用了，但这并不意味着希波克拉底的理论不可以解释一些疾病现象，也是可以的。严格来讲西方的传统医学和中华传统医学理论在人类历史上持续的时间差不多一样，西方希波克拉底讲人体由四种体液构成，这四种体液与四种元素对应：土、火、水、气，形成四种体液：血液、黏液、黄胆、黑胆。这四种体液在人体里面保持平衡就是健康的，某一种体液过多、过少或者变质，就会生病，与中医里讲五行的生、克、乘、侮不能维持协调而导致生病是类似的。印度古代医学讲有三种元素：气、胆、痰，气就是体内的推动力，胆就是体内的火，痰就是黏液。无论是三元素、四元素还是五行，都是人类早期提出的一种解释模型，用来解释生命现象、自然现象和疾病原因。基本元素的平衡遭到破坏，便会引起疾病。治疗疾病就是通过各种方法来调整这种平衡。中医里讲调整平衡，其实古代西医也讲调整平衡。实际上，我们现在用古代西医的方法治疗一些常见病、多发病，和用中医一样，也是有效的。只不过，现代西方医学基本上替代了西方传统医学，古代西医方法在正规的医学体系中不再发挥作用了，但在西方很多国家，民间疗法依然保存着，还是有人采用传统的疗法来应对某些常见的病痛。所以并不是说西方传统的东西都被淘汰了，它们也在发挥作用，只不过不是主流。

所谓的正统医学或主流医学是现代的科学医学体系。直到19世纪，西方的医生才最终放弃沿用了几千年的放血疗法。放血疗法是一种西方古老的治疗方法，从希波克拉底开始放血疗法，之后就成为正统的治疗方法。为什么要放血呢？因为根据体液病理学说，一些疾病是因为体液平衡发生了紊乱，或者体液发生了变质，因此需用放血疗法排出这些过多的或变质的血液。放血有三种方法：第一种是静脉切开法，当然不能切动脉，那就是自杀了，可以切开浅表的静脉。第二种方法是用水蛭吸血，当时有专门养殖水蛭的，叫医用蛭，用来放血。哪个部位不舒服，就把水蛭贴到那里，就可以放血。还有一种方法类似于中医的拔火罐，叫作杯吸术，就是真空吸杯，在皮肤上用小刀或针做一些划痕，用吸杯靠上去，吸出一些所谓有毒的血液，类似于中医的刮痧、拔罐。人们为什么觉得刮痧有效呢？刮痧的原理是毛细血管重建，刮痧把毛细血管全部破坏掉，然后自身可以重建毛细血管，这样可以局部增加血液循环，从而可以改善代谢，让人觉得很舒服。当然也有人说是把体内的毒刮出来了。由此可见，传统疗法都是有经验支持的。但是这种经验和道理不是现代意义上科学的解释，但是用科学的道理来解释它也是可以解释得通的，并不是解释不通。当然，这些方法使用不当也会导致严重的后果。比如癌症，对于癌症先切掉癌变组织，再化疗，再放疗，最后人死了，有没有人说不该这样做？至少现在的医学书上没有这么说的，都说是这样做的。其实这是错的，肯定会有问题。最近有很多人反思癌症的治疗，是不是该这样对待癌症呢？有人统计癌症病人的死因，30%左右是吓死的，30%是治死的，大约30%是自然死亡。很多的癌症不是死于癌症本身，而是死于治疗之后身体免疫系统破坏造成的继发感染。人体里面有很多的细菌、真菌等微生物，是一个生态平衡系统，用了化疗之后，生态平衡被破坏，原来不致病的微生物变成了致病菌，这个就很麻烦，那就是身体自己混乱了，很难治好了。这个里面涉及很有意思的一个现象，在我们讨论医学理论的时候，既是一个科学技术问题，但本质上也是一个哲学问题，即我们应当怎么来看待疾病、认识疾病，并且找到一个很好的措施来处置它。我们现在大多数是把疾病看成是敌人，是外来者，是异己，要清除它。但只有部分疾病是这样的，还有许多疾病可能只是由于身体内部的自身平衡被破坏，可能需要调整。所以传统医学讲调整、平衡，虽然那个时期的道理可能不是太科学，但我觉得我们的先辈们有着几千年经验的汇聚。这些汇聚的智慧是需要我们去解释、去理解的，我们不能就这样把它抛掉。这种调整的确是有效的，只不过我们现在还不清楚机制而已。我们现在对待传染病采用的是一种战争模型，面对外来的入侵者我们要建立一种防御系统。可能对有些疾病是有效的，但并不是所有都是有效的，这是一个非常有深度、有讨论意义的问题，我们可以从传统里来获取智慧。

三、中医是一门古老的职业

我们说传统医学经历了一个从巫到医的过程，早期的职业医生就是巫师，我们可以看到《山海经》里面就讲很多的治疗都是由巫来实施的，早期的“医”字就是和巫联系起来的，后来因“酒乃百药之长”，故以“酉”替代了“巫”，写成“医”。不仅在中国是这样的，在西方也是这样的，古英语里面有个词叫作 medicine man，意思不是医生和药师，而是巫医。早期巫和医很难区分，他们进行祈祷、祭祀等仪式，同时也给予人一定的药物，来处理人的生、死、病、痛的问题。随着社会的发展，巫医被收编到宫廷里，成为我们之前提到的“王官之一守”的一种职官。古代有些职业和技艺为家族世袭，家族成员从事某种职业或传承某种技艺，要保持连贯性和隐秘性。这类世袭职业和技艺的人又被称为“畴人”，职业甚至成为姓氏。例如秦国名医医和，就是以职业为姓的。民间有谚语说“医不三世，不服其药”，这个话的意思就是说医生要有祖传的经验，技艺要有传承。不过此话的意思在宋代被修改了。现在对宋代的医学评价很高。但也有一种观点认为宋代在医学中掺杂了许多似是而非的理论。宋代以前的医学很朴实，以后变得很花哨，“援易入医”“援儒入医”等，将“五运六气”等加入到本来很质朴的医学里面，因此有些人认为医学虚化了，当然有的人认为医学更加理论化了。不同的观点就有不同的理解。

我国很早就把医生看成为一门职业，《周礼》对医生有分类：食医、疾医、疡医与兽医四大类，分别处置不同的病痛。到了岁末年终，对医师的诊疗进行考评，标准是：“十全为上，十失一次之，十失二次之，十失三次之，十失四为下”，即医生治疗十个病人有四个未治好，就不算好医生了。宫廷中对医生的评价是“稽其医事，以制其食”，即根据治疗的好坏给予俸禄，这是《周礼》里规定的。当然，所谓“十全”的标准并非仅是技术的，《黄帝内经》中说医生之所以“十不全”，也有道德的原因，包括了“精神不专，志意不理，外内相失，故时疑殆……受师不卒，妄作杂术，谬言为道，更名自功……不适贫富贵贱之居……不适饮食之宜……诊病不问其始……妄言作名，为粗所穷”等。这些失误都非技术原因，而是由医术不精但喜欢谋功的不良品德和草率行为所造成。

春秋战国以后，原来宫廷里为王公贵族服务的医生流散到了民间，最著名的医生是扁鹊，他周游列国诊疗疾病，到过齐国、秦国。他最重要的贡献是诊脉。他最著名的故事就是让人“起死回生”。在扁鹊之前人们判断一个人是否死亡主要是看有没有气，当时有一句话叫“瞩纩以俟绝气”。纩应该算是春天柳絮那样轻薄的丝、绵，把纩放到鼻子上，看是否会动，不动就表示没气了。虢太子当时就是没气了。但是扁鹊是通过诊脉，看脉搏的跳动。不仅通过呼吸，还要通过脉动来判断生死，因此，可以说扁鹊最重要的贡献在于改变了死亡的诊断标准。呼吸、循环两者加在一起，到目前为止还是这两个标准。大家可能还听过另一个标准叫“脑死亡”，脑死亡目前只有很少的几个国家实施，因为脑死亡标准的确立还有很多困难，不仅是技术方面的，还有道德、文化方面的问题。扁鹊还有一个贡献，就是提出了“六不治”的观点，就是说医生在哪些情况下对于哪些病人就不应该再治疗了。他认为并不是说对于所有的病和病人，医生都应加以干预、给予治疗，因为他知道医生的能力是有限的。《史记》中记载扁鹊给齐桓公看病的过程，齐桓公不太相信他。扁鹊三见齐桓公，最后一次是拔腿就跑。齐桓公为什么不相信他呢？齐桓公认为医生大多喜欢以医牟利，常故意把病说得很重，以此来多挣钱。当然扁鹊的确很富有。当扁鹊第三次见到齐桓公的时候，扁鹊认为齐桓公的病已深入骨髓，治不了了，因此只能跑了。扁鹊从宫廷医生变成民间医生，是最有名的，在历史上被记录了下来。但扁鹊的医术后来失传了。2013年，成都老官山汉墓考古发现了一批医简，疑是扁鹊的医书，在史书里记载扁鹊有医书，但后来失传了，考古学家要是找出来了，是非常了不起的。

现在我们了解的中医不仅仅是中国本土产生的，中医的含义也随着时代的变迁而不一样。《黄帝内经》里就说中医的知识来自四面八方：砭石从东方来，毒药从西方来，灸焫从北方来，九针从南方来，导引按跷从中央来。此外，中医里的有些知识还来自域外，如来自印度医学、阿拉伯医学，因此，中医是古代中外医学知识与技术交流、融汇的结果。中医药也是人类经验长期积累的结果。古书里讲神农尝百草“一日而遇七十毒”。有人想去研究神农究竟中了七十次什么样的毒。其实七十是个虚数。神农尝百草的记载也是虚构，其表述的观点是我们服用的药物是前人用药经验的积累。古人讲“医师掌医之政令，聚毒药以供医事”中的毒药实际上就是药物，是泛指，毒药就是中医常用的药物。当然，毒和药两者是相关的，也是有一定区别的。唐代医学家王冰在评注《黄帝内经》的有关论述时讲：“药，谓金玉土石草木菜果虫鱼鸟兽之类，皆可以祛邪养正者也。然辟邪安正，惟毒乃能，以其能然，故通谓之毒药。”从现代医学上来讲也是这样的，药物和毒物主要是量的问题，比如说在一定量的情况下，起的是生理作用，剂量再多一点，可能就是药理作用，剂量再多一些，可能就是毒理作用了。比如鸦片就有生理作用，也可以起到麻醉作用，再者就是毒理作用，可以上瘾了。中药里面也是这样的：生理作用、药理作用、毒理作用，这是由剂量区分造成的。原来这些都是常识，但是到了现在，因为商业的利益，就把这样的常识丢掉了。比如现在大家讨论中药的时候都认为中药是天然药、自然药，接下来就认为天然药、自然药就是无毒、无副作用的药，所以有些人吃中药就不大讲究剂量，这是错误的。服中药也要讲究剂量，不注意剂量就有可能引起中药性的肾病、中药性的肝损伤。比如许多人服用中药减肥药，吃了之后虽然苗条了，但是会折寿，因为减肥药大多都会对肝、肾造成损伤。例如木通、厚朴、细辛中含有的马兜铃酸能导致肾损害，严重者可引起肾功能衰竭。

中国的学者是很聪明的还是不聪明的？这个很难说，中国的学者强调的是"六经注我，我注六经"，不像西方很强调知识产权。国人更喜欢以自己的观点阐释圣人的思想，并认为这就是传承思想，例如一些"注疏"。中医学里面对诸如《伤寒论》《黄帝内经》的注疏汗牛充栋，与其说是阐释前人的观点，不如说是用前人的观点来发挥自己的思想。比如"医不三世，不服其药"，原来是说医疗知识传承有序，经验可靠。但是到了宋代以后就把这个意思给改了，"医不三世"是说医生要能阅读三世书，要有文化、有知识，要有书籍阅读的传统而不是经验的传统，这是宋人的更改。为什么会这样更改？宋代有更多的读书人学医，跟现在其实有一点类似，大学生多了，公务员的岗位有限，中国古代的人读书主要目的是考官，即当公务员。除了这个岗位之后就是做老师或者做医生，所以有"为人子者，不可不知医也"之说，后来范仲淹也说过"不为良相，便为良医"，做不了官、治不了国的时候就去做医生治病救人，这样说主要是为了宽慰那些"高考"失利者。这样的例子挺多的，比如说李时珍就是科考未第而学医的。李时珍是明代非常重要的医药学家，最著名的书是《本草纲目》。

我们常说中医理论博大精深，但不要认为中医理论过于神秘化。我认为，任何理论都是对人们认识或理解世界上各种现象、寻求规律所给出的一种解释框架。更简单地说，就是给一个说法而已。中医理论与临床治疗之间的关系非常复杂，有些是从哲学层面对经验的解释，有些则来自实践经验的概括与抽象。因此，理论对于疾病诊治的指导既可能是经验性的、直接的，也可能是宏观上的、模糊的。其实在中医临床中，把握方剂的特性与用法更为重要，也就是张仲景所说的"勤求古训，博采众方"。古代中医最重视熟读方书，并且强调通过经验来把握方剂的使用，而且方书里最重要的是对于某些药的使用，要能够掌握。古代许多中医并不是使用很多药，常用的只有几类方子，几十味药，在这些方子上再根据病人的不同情况进行加减。中医里面有一种方法叫“守方”，这是很重要的。所谓守方就是说能够熟练地掌握方剂的使用，在这个基础上对于任何类型的病，针对各种病人进行适当调整，给予治疗，而且这采用的是试错法。比如说判断一个好中医的标准可以是只给你开三服药，最多七服药的是个可靠的中医。如果一次性给你开一个月药的，那基本上就是个骗子，这是个很好的检验标准。

与现代医学一样，中医也要有一个合理的解释框架。病人最关注的实际上是对自己所患疾病给出一种说法。人们对于未知是最害怕的。给了一种说法，就会减少患者的恐惧。患者了解到原因后，有了心理上的安慰，也就可以比较好地接受现实中的病患了。总的意思是，所谓理论不要神秘化，不要故作玄虚，其实就是一个解释框架。无论是古代西医的体液病理学说，还是中医的阴阳五行学说都是这样的。这是给事物一个分类，这个分类相对来说还是比较粗糙的。比如说东汉时代张仲景的名著《伤寒杂病论》，实际上包括两部书，一部叫《伤寒论》，还有一部是《金匮要略》。《伤寒杂病论》的书名就暗含了千百年来人们对于疾病的认识与基本判断。例如对于某种不明原因的新发疾病来袭，医生首先判断发热不发热，发热之后再判断出疹不出疹，发热、出疹的，大致属于急性的、传染性的疾病，归类到伤寒。伤寒是什么意思？外感风寒所引起的热性疾病，这是所谓的伤寒、热病。所以当非典型性肺炎来的时候，医院里首先要测体温。现在也是如此，凡是有疾病的，入海关的时候首先是测体温，这是一个重要的疾病区别，有发热的是可疑的，出疹的传染性更强。没有发热的就是杂病了，则可以缓一下处置。所以我们可以看到这是疾病分类，在西方其实也是这样的，这说明的是人们对于疾病认识的基本理念几千年来还是非常管用的，可以用来做基本的判断。

宋代对于前朝的医书进行过校正、汇编。随着社会经济的发展，宋代以后医学的变化很大，有更多的政府干预，比如说医学成了官方的学问，和儒学一样需要国子监考试。此外，政府还设立了所谓的卖药所，类似于现在的国家食品药品监督管理局，对一些中成药固定了处方，由专门的政府机构来经营。宋代以后，儒生进入医学，丰富了医学的理论研究，但同时夹杂了很多似是而非的东西，就和原来那种比较朴素的医学理论有所不同了。例如对于疾病的观念有了新的解说，因此有了所谓的金元四大家。

明清时期主要是传染病的影响更大，特别是在江南一带的传染病流行严重。一方面可能是气候原因易导致病原体传播，另一方面也可能是因为江浙一带比较富庶，交通便利，人群密集，交往频繁，由此导致传染病增加。传染病多发，也引起更多医家的关注，汇集治疗经验，寻求医治的良方，所以江南一带出现许多擅长医治瘟病的名医大家。对于现代化的城市大家都觉得很舒服，但有位很著名的历史学家讲现代城市是疾病的一个很重要的滋生地，很多疾病是因为生活在城市才出现的。很多瘟疫或传染病需要一定的人群密度才能传播，所以在早期狩猎、游牧时代，人口密度小、流动性大，传染病也比较少；随着城市的发展，传染病的影响越来越严重。所以明清时期江南社会富裕，城市兴起，瘟病流行也随之增加。明代最重要的医药学家李时珍，汇聚前人的经验写成了《本草纲目》。李时珍的《本草纲目》对西方人有很大影响。16世纪末西方开始全球殖民活动，到了17世纪，博物学发达，科学家们热衷于收集世界不同地方的各种植物、动物的标本，收集起来以丰富对世界的认识。李时珍的《本草纲目》写完之后就被来中国的西方传教士传到了西方，该书类似于西方的博物志，当时把“本草纲目”翻译为“中国植物志”。后来李时珍的影响越来越大，成了文化名人。20世纪50年代的时候中国和苏联关系友好，当时苏联莫斯科大学要盖一个教学楼，教学楼上要雕塑一些人物头像，设计师要雕塑50位世界文化名人的头像，在中国选了4个人，其中就有李时珍，另外还有祖冲之、张衡等，后来还专门出了一套邮票。

中华传统医学里对世界有贡献的有人痘接种。最早的疫苗就是中国的人痘苗。人痘苗从哪儿来的，倒是不清楚。有一种说法是一位峨眉山道士掌握了技术。天花在中国出现是在东汉时期，东汉将军马援，率领军队攻打越南，因战俘而染上了天花，最初将天花称为“虏疮”，从那时起天花便传入中国。这是一种说法，在葛洪的书里最早记载的。到了宋代的时候，人们了解到峨眉山的道士可以接种人痘，人痘就是将患天花小孩身上的小疱疹取出，接种到未感染的小孩身上从而避免感染的技术。但这种方法是有危险性的，会导致直接的人和人的传播。天花分为两种，一种是大天花，一种是小天花。这两者间可以交叉免疫。交叉免疫就是相互免疫。比如说结核病和麻风病就是交叉免疫，得过结核的人不会得麻风，得过麻风的人不会得结核，两者都是分枝杆菌引起的。大多时候，小天花的危害小，大天花的危害大，所以可通过种小天花防止得大天花。但这是我们后人才知道的，当时不知道。当然，还有一些方法，他可以将痘浆取下后加工一下，相当于我们现在的减毒疫苗。古人将痘浆，也就是脓疱，取出后晾干成粉末状，然后用小管子吹到鼻子里。大家会问为什么要吹到鼻子里呢？古人的经验还是非常有价值的。因为鼻腔黏膜最薄，将其放入鼻腔里容易吸收。涂在脸上就不行，因为脸皮厚。后来，种痘的方法从中国传到土耳其，英国驻土耳其的公使夫人觉得这个方法很好，于是又传到了英国。英国当时也是天花流行，驻土耳其公使夫人和当时英国的凯瑟琳皇妃关系很好，推荐给皇妃的孩子接种从东方传来的人痘。皇妃觉得不错，便请宫廷御医先做实验。这应该是世界上最早的人体实验。宫廷御医在英国的新门监狱找了 6 个死刑犯，告诉他们要做人体实验，如果实验成功了，就把他们放了，如果失败了，也只是早点死，他们同意了。当时英国皇家学会的会长主持这个人体试验，由一个皇家学会的医生实施，并找了 20 多个医生见证，实验结果是 6 个人接种人痘后和天花病人放在一起没有感染，效果很好。所以后来英国皇室成员接种了这个疫苗。法国拿破仑的军队也开始接种。华盛顿的士兵也开始接种。所以说中国的人痘接种是很伟大的发明。

到了近代，西方的医学传到了中国并对其医学产生了很大的影响。我们看到，西方医学传到日本后，日本的汉方医学立刻被边缘化了，几乎是被废掉了，只是到了 20 世纪中期之后才开始恢复。西方医学传播与西方国家的殖民活动关系密切，不过，它也是现代化进程的一部分。西方医学传播到中国后，对中国医学产生根本性的影响。现代西方医学和古代西方医学不一样了。古代的西方医学，包括希腊罗马医学和阿拉伯医学，里面的药方和中医是差不多的，都是植物药、动物药、矿物药。而16世纪之后的现代西方医学就大不一样了。虽然明末就有西方医学传到中国来，但是鸦片战争之前对中国的影响不大。1830年以后，西方人在中国开始设立医院，一开始在澳门，后来在广州。西方医学打开中国大门的最开始是医治眼病。当时中国的眼病患者特别多，主要是沙眼。当时有很多家庭共享洗脸盆、毛巾，沙眼很容易传染，而沙眼可能致盲。沙眼衣原体感染后主要是上下眼睑之间会长滤泡，滤泡产生摩擦，摩擦破后就会感染、化脓，上下眼睑之间就容易粘在一起，眼睛就睁不开了，就成了盲人。当然，这是假盲，因为只是上下眼睑粘在一起睁不开。当然还有更严重的，角膜磨破后，导致角膜穿孔，那就真盲了。但是大多数都是假盲，传教士医生看后，就有办法医治。他用小刀划开使眼睑翻出来，打磨后，再滴上一些用于消毒的绿矾，这样的话，医生就能使盲人重见光明。西医善治眼病和外科技术就在中国传开，当时大多西方医生来中国开医院，主要都是治疗眼病和外科疾病。

现代医学在中国的传播，初期是通过外国人在中国开办医院、医学院推广的。后来中国政府也开始办医院和医学院，推动现代医学的发展。到了20世纪20年代以后，西医即现代医学在中国的势力变大了，中华传统医学遇到了问题。几千年来，曾有印度医学、阿拉伯医学传入，都被中华传统医学吸收了，变成中医的一部分。而在这个时期却发现再也难以把西医纳入中医体系了。怎么办呢？有些中医依然努力尝试，例如张锡纯提出衷中参西，在临床上尝试西药中用，这些人后来被称为“中西医汇通派”。当然，还有一种观点认为，中医理论已经过时，应该淘汰，但中药的经验价值与临床疗效值得研究与发掘，其代表人物是余云岫，他的主张是“废医存药”。他的观点得到了当时政府的支持。因为政府官员很多人都是留学回来的，都是学过现代科学的，觉得余云岫的观点有道理，所以就主张把中医废掉。中医也不再进入教育系统和医疗系统。结果，全国的中医第一次团结在一起。在此之前，中医是以个体营业为主的，是相互看不起的。但这一次不一样了，因为中医要被废，直接影响到整个中医的利益。所以中医们直接到南京去静坐、示威，反对政府废除中医，并且取得了成功。最后中医不仅没被废掉，还成立了中央国医馆。总体来讲，我们可以看到，受到了现代医学冲击以后，中医也在调整自己，办杂志、办学院、建团体，这个都是中医现代化的进程，中医也因此获得了更好的发展。20世纪50年代，中医被纳入国家医疗体系。当然在20世纪50年代最初的时候，政府认为中医只是一种医疗行业，国家的想法只是为了让中医能够生存、能够发展，但是不认为中医是一门有价值、需要发展的科学，而只是认为中医需要生存，所以才让中医继续下去。但同时认为，中医需要一定的培训，要学会用西药、打针等。这个政策当时遭到中医从业人员们的反对，认为这种政策虽然没有废除中医这个职业，但要断掉中医学术。

我们可以看到有几种回应："中西医汇通""中医改良""中医科学化"，这样的争论在不断地延续，从未消亡，只是有时候激烈，有时候缓和一点。总体上来讲，至今中医依然未能摆脱尴尬的境况，虽然政府大力支持、扶持中医，民间也有大量的中医爱好者，但并未达到人们所预想的效果，不断有人质疑中医。其实，中医的价值不仅仅在于经验，对于中医的认识也不能按照对生物医学认识的思路来进行。可以从对生命、健康、死亡的意义等方面来认识中医问题，所以理解中医与理解现代医学一样，应该基于科学，但不能囿于科学。

医学是与人打交道的学科，它所处理的问题不仅是生物学的问题，还有心理、价值、信仰、灵魂的问题，这个则需要应用伦理学、哲学、心理学、社会学、宗教等知识去帮助人们解决问题。传统医学在现代可以成为一种医学生态的存在。现代医学的发展并不必然导致传统医学的灭亡，而应是处于多元并存，这是一种文化生态的并存，它既作为医治疾病的医学存在，也是作为一种文化的存在。我们可以看到，除了传统中医学之外，世界范围内比如印度医学、阿拉伯医学以及西方国家的传统医学依然兴盛。这类医学也可以帮助人们舒缓对于疾病的困扰，对于死亡的困扰。现代科学可以理性地告诉病人患病严重程度的事实，但病人想听到的不仅是事实，也需要安慰，让他安宁、舒适地度过生命的最后阶段。这种是现代医学目前不予考虑的，而传统医学则可提供。另外，传统治疗方法可用文化遗产保存起来，让我们知道我们的前辈们曾经做的一些工作，这些工作有它们的价值，不仅如此，传统经验还有它的科学价值。传统医学使用大量的植物，积累了丰富的经验，这是我们不能否认的，但是这样的经验怎样才能被更好地吸取，更便捷地得到，这是个问题。像青蒿素，若直接从植物黄花蒿提取，那么问题就是：第一，量不够；第二，效果不是很好。因此，我们可以采取化学合成等方法，便捷生产更多、效果更好的药物。

中药中，有一些提取出来的单味成分效果好，比如青蒿素，有些则是复方用药效果更好，但人们还不知道为什么。这就为现代医药研究提供了灵感。还有一种文化价值，在传统医学的观念中，对我们认识疾病、认识生命或者认识职业都是有意义的。还有一种思维的价值：传统医学，不论是中医、希腊医学还是印度医学，都非常重视自然与身体的互动，强调身心和谐，强调调动身体自然的自愈力，这一观念还是很有启发的。希波克拉底的自然治愈力是认为医生的作用就是帮助人恢复自然治愈力。目前中药也面临很大的挑战。中药讲究道地药材。我们知道中药的生长和空气、土壤、水、气候密切相关。现在的问题是，药材很多都是人工种植的，是工业化生产的。长白山的老山参和在大田里用农药、化肥培育的人参差别太大了。还有地下水、土壤污染、生态环境的变化对中药威胁很大。好在现在人们已开始注意到了这个问题，例如已经有了一些专门中药种植基地，以后我们可以看到有些药材会标注来源和土壤中物质的含量等信息。尽管中医药面临着巨大的挑战，但传统医学不会因为现代医学而消亡。

中医药的过去、现在和未来

骆　啸

数千年来，中医伴随着我们中华民族从远古走向现代，护佑着我们各族人民的健康和繁衍。在一代又一代的传承中，我们的先辈凭着自身的智慧、勤奋和创造力，使得中医、中药成了巨大的医学和健康学的宝库。我们祖先的哲学思想体系，极大地丰富了中医、中药学的理论和实践。毋庸置疑，中医药学在当今世界的医学领域中占有重要的地位，并越来越为国际的医学界所认可和推崇，也广为世界各地不同文化、不同宗教信仰和不同生活习性的人们所接受和喜爱，其博大精深的内涵更为未来医学科学发展提供了巨大的发展资源和探索空间。

在中华民族的历史典籍中，有关中医、中药的书籍和记载浩如烟海，其中更多的都是记载了关于我们祖先对中医药学的发现和认识的过程，以及各种方剂的形成和治疗心得的体会过程。我们从这些典籍的记载中可以看出，一直以来中医是以口传心授的方式在民间传承，是以“市场”的形式散布在社会各个阶层领域。除了皇宫的御医，大多都是以个体或家族式的形式存在于民间，服务于百姓，基本上没有官办的医疗机构。这大抵上就是数千年来中国中医药学的历史写照。

中医确确实实是我们中国人一直以来的医疗支柱，不论从预防疾病的角度还是从临床医学分类的层面来看，中医都具有丰富的内涵、自身的价值和分类体系。人们在患病之后，大抵都可以通过中医的诊疗模式得到有效的治疗，获得康复和痊愈。在健康养身方面，中医也具有独特的手段，取得了益寿延年的效果，为世人所接受和赞赏。

20世纪初，随着中西文化的交流日益频繁，西医作为一门非常科学实用的诊疗手段，流入中国各地，并以前所未有的速度发展。由于西医的科学性非常严谨、有效性明显，很快就被国人接受并成为中国社会的主流医疗模式。另外，由于西医的迅速扩张，国内中医的市场不断萎缩，中医从业人员减少，受众面变小，更加重要的是出现了传承危机。年轻人不愿意学中医，学了中医会就业困难、收入低，因此，很多从事中医药行业的人员改行他就。这种现象最直接的后果就是导致中医市场萎缩，且许多中医优秀的理论与经典的实践成果失传，造成了许许多多我们祖先的智慧结晶、伟大创造得不到知识产权的保护，被外国人无偿窃取、开发、利用并获取巨额利润的现象。这就是目前我们中国中医学的现状！

新中国成立以来，国家对中医是非常重视的。我们可以收集到历届政府和中央领导人，包括毛泽东同志在内针对关于中医药方面的讲话和指示，其核心内容都非常关心和重视对传统医学的保护和发展。国家行为从行政的层面来看，从上至下都有专门从事中医药管理的政府机关，并隶属一些专门从事中医药研究的科研机构。从教育层面来看，全国各省、市、区都有高等或中等的中医药教学院校，从事培养中医、中药的人才和中医药的科学研究工作，为社会提供有资质的中医师。从医疗机构的设置来看，全国各省、市、区都有专设的中医院，或者是中西医结合医院，专门从事以中医为主导的诊疗方法，为广大病人提供服务。对流散在民间的个体中医和诊所也提供了极大的支持和鼓励，并制定了相应的法律和行政准入手段以保护民间中医的传承、资格认定和行医许可。就在这样强有力的手段和力度扶植下，客观评价中医的现状，数十年来仍然是江河日下！

究其原因，大致有如下因素。

（1）强大的西医，具有科学、直观、疗效显著的基本特点和全球化的教育、科研背景支撑。

（2）西医的社会服务模式先进，管理规范且系统化，使得人们更加乐于接受西医的诊疗。

（3）中医的理论基础体系，尚有些唯心的观点和玄学意识存在，失去了很大一部分病人的信任。

(4) 中医自身的局限性和有效性使得专业覆盖不完全，导致优势得不到传承并逐渐失去。

(5) 中医原有的行医模式较为落后和低效，在现代的发展中并未采取与时俱进的有效手段和理念，并导致中医的诊疗手段与现有的诊疗设备和方法脱节甚至西化。

(6) 中药材的采集、制作直至加工和销售受到了环境和市场的冲击，质量和效果大不如前。

以上这些因素，大致造成了中医市场的缩小，甚至从事中医诊疗的医疗机构出现了西医化的倾向，中医教学高等医学院校专业设置也以西医的现代医学为重点，而真正的传统中医教学和研究成为少数或附带。此种状况若继续发展下去，中医的前景令人担忧和不安。

中国未来的中医、中药的路应该如何走，怎么样才能够保护好中医、中药呢，怎么样做才能够促进中医药的发展与传承，怎么才能够让中医药学继续更好地为中国人民和世界人民的健康服务，这是目前亟待考虑和面对的问题。这个问题不仅仅是需要政府的关心和支持，还需要从事中医药的临床、科研和教学领域的从业者努力，更需要全国人民和全世界人民的关心，共同来参与解决中医药学所面临的问题和矛盾。

我认为应该从以下几个方面思考。

一、从理论上厘清中医学的地位、作用和特点

1. 地位或定位：由于长期习惯性的称谓，人们其实对西医也产生了惯性的误读

没错，西医初期是由西方人创始发明的。西医通过从解剖学入手，认识人体的形态；病理学的发现，帮助辨识正常和非正常的组织和细胞，以及非正常之间的差别。结合科学的诊断方法，再用化学的手段、外科手术方法和物理学的方法开展对疾病的诊断、治疗及康复，并收到了良好的效果。

但是在历史的长河中，尤其是所谓西医的发展和完善中，做出贡献的已经不仅仅是西方人了，而是全世界各地的医学科学家、物理学

家、化学家、生物学家……都参与了西医学发展的创造和研究工作，并做出贡献。我们中国人做出的具有创新性的贡献也是巨大和非凡的。

在这个认识的基础之上，我们仍然把称谓停留在“西医”之上显然是不科学、不客观的。我认为对西医学正确的叫法应该叫作“现代医学”，而对中医学的称谓应该定位于中华民族汉族的“传统医学”。当然，从国内地区划分来看，还有中华民族的“蒙医”和“藏医”等；从全球性的视野来看，还有世界各民族的地方医学。这些医学都应该是当地的国家或民族的传统医学。因此，通俗和简单的称谓应该定位于“传统医学”和“现代医学”。对这种称呼应该通过立法予以统一，并严格实施。

有了正确的认识，最大的优点就是能够清楚地界定各种医学的关系，但又不会相互排斥。如果在认识上能够包容，并做到科学地融会贯通，显然对医学发展会起到促进和推动的作用。先前人们提出的中西医结合的思路显然是正确的，可是没有起到理想的效果，是不是在体系分类上出现了误区，因在医疗理念上的差异而导致了行为上的格格不入，最终导致在临床治疗上难以相互借鉴和相互促进推动呢？但是仅仅给予了一个比较准确的称谓，还是不能够解决问题和矛盾的，必须进一步在这两种不同的学派做出明确的认识。

2. 作用和特点：在现代医学成为临床医学主流的客观现实下，传统医学的作用应该根据其自身特点来确定

其实在初始阶段，两种医学就是两种文化，传统的中医学之所以失去了广大的市场，究其原因显然是有其自身的弱点，比如理论上和观点上的认识问题等。但是整合之后，其弱点反而就会成为优点。如中医药在临床上见效慢的问题，原本是学科的短处，当临床上遇到在西医学上束手无策的病情时，传统医学就可以发挥其有效的特点，在治疗上取得突破。这就是民间笑谈的“中医让人糊涂地活着，西医让人清楚地死去”。虽然是笑谈，但是不可否认的是我们的传统医学是有着悠久的历史和大量的实践证明的，传统医学在许许多多的疾病治疗中是行之有效的。因此，关键问题是如何整合各自的特点来相互取长补短。在中药学方面也是如此，这次我国的屠呦呦获得诺贝尔生理学

或医学奖就证明中药学在未来的医学发展中潜力无限。

二、不要唱衰传统的中医学

传统的中医是数千年以来逐渐形成、不断完善的一门医学。在这个漫长的过程中间，地方文化对这门古老的医学产生了巨大的影响。这些地方文化的内涵是良莠不一的，有中国的哲学思想体系中的辩证观点，是唯物的、科学的；也有一些佛教、道教甚至是民间的理论观念和思维模式，这些内容相对就有些唯心主义色彩和玄学理念，是迷信的。一直到近代，中医药学才得到国家层面的统一整合，把几千年来分散在各地的典籍、经验、方法综合在一个中医学的框架之下并形成系统性的理论，这显然会包含一些不确定的诊疗心得或方剂中不合理的部分“药材”，有些内容也是难以从整体学科中完全剔除的。

在现实的社会评价领域中，经常有人拿这些中医药中的一些具有迷信色彩和玄学理论的内容来说事，以此来否定或推翻整个中医，这样的做法是非常错误的，并且有非常大的危害性，必须坚决制止。

前面我们已经提出了，这些中医理论体系内的糟粕是确实存在的，但是这些缺乏科学理念的学说或者观点是不能够完全代表整个传统的中医学系统。事实证明，中医药是我们老祖宗在社会发展的漫长历史中不断总结和发掘出来的中华医药学宝库，这个漫长的过程中，最大的发展特点就是实践。我们的祖先通过实践中的摸索和实践中的体会，去粗取精，去伪存真，反复推敲后形成各种经典要略。用现代的科学观点来评价这个过程，我们可以得出这样的结论：中医药学的整体内涵就是一个经过数千年临床反复“循证”实践后得出的循证医学经典。

对待这样辉煌的文明，如果仅仅就因为其中的一些含有唯心色彩的东西而全盘否定，是对人类文明的巨大亵渎，会对社会造成巨大的损失，这样的行为无疑是犯罪。

三、建立传统的中医学临床管理体系

传统的中医学是一门独立的医学体系，在历史的长河中主要的行医模式都是散布在民间的独立单元，或以前店后厂（作坊）的形式行医，少有系统的大规模的方式展开社会服务。因此，传统的中医学并没有一个合适的、自成体系的规模医疗服务机构。新中国成立后，在国家的支持鼓励下，各地都在政府的参与下建立起了中医院。而中医院的架构却完全是按照现代医学的模式和思路开设的，整个的诊疗流程也是运用现代医学管理模式实施的，这样做虽然促进了传统的中医学系统的对外服务规模和系统整合，但是存在的问题是赶鸭子上架，未必合适，也没有能够从流程上有效地发挥传统中医的最佳专业功能。

对于这个问题，一直以来没有能够很好地思考和拿出一个行之有效的模式来解决问题和矛盾，客观上也就造成了中医院办成西医院的现象。当然，急功近利的管理也是很重要的原因，可是本质上的问题始终没有得到有效地解决。

那究竟怎么样的模式是完全符合传统中医特点的呢？我们是不是可以考虑传统的前店后厂的诊疗模式呢？一家地方中医院以取药大厅为中心，周围分布着中医内外妇儿等诊室，实力强的中医院在内外妇儿专业的基础上再分专科或者亚专科。在这些诊室的周围或者上下，可以根据专科的特点再设相应的治疗室、手术室或者换药室，设置中医推拿、理疗和针灸等传统中医治疗的场所。而后厂部分主要是提供采购、加工和炮制各种中药材和各种重要饮片、方剂、膏剂等。在这个基础上，相应的行政部门和业务部门是否也可以做些加减法，而不是一味地延续西医综合性医院的机构设置呢？

在前店后厂模式的基础之上，设置住院病区。中医院的住院部应该打破现代医学住院的思维模式，更多的应该是现代医学的互补，如针对慢性病的治疗，针对骨伤科整复位前后的治疗；更多的应该是具有康复性质的病房，充分发挥传统中医在理疗包括热疗、水疗和针灸等方面的优势。在某些方面甚至可以定位于现代医学治疗后的延续，或治疗无效时的后续手段，为病人提供希望和提高生活质量，而不需要一味地和现代医学去拼床位数量、床位周转率和入院诊断率等现代的管理数据，传统医学和现代医学的理念和模式本来就不是一回事情，何必以己之短去搏人之长呢?!

按照前店后厂的传统医学模式开展对外的诊疗，这也是我们作为振兴中医的一种积极构想，希望起到抛砖引玉的效果，未必就是说这模式就是可行的或者正确的。但是这种模式的最大优越性就是可以保证传统医学的本质和精髓得以保持，从而不断地传承中医药学，而不至于中医院面目全非，成为一家挂牌的中医院。

四、正确对待现代化的科学诊疗手段

随着现代的生物、材料、IT 等学科的飞速发展，现代医学的辅助学科技术日新月异，为医学科学的进步提供了极大的空间。这些技术革命甚至改变了部分医学模式和行为，不仅方便了临床医师的诊断和治疗，也为患者的康复痊愈、改善生活质量和延长生命周期做出了巨大的贡献。

可想而知，这些新的医学技术革命在对现代医学的行为发生影响的情况下，对传统医学发生的影响和冲击就更大。现实情况是这样的，许许多多传统的中医院趋之若鹜地大量引进这些现代化设备，并在社会上广为宣传以吸引更多的患者前来求医，而还有一些规模较小的中医诊所干脆拒绝和抵制这些现代文明，以保证中医的正统和纯正。这两种做法都是错误的。

正确的做法是按照“古为今用，洋为中用”的原则，不迷信、不排斥，根据本医疗机构的需要，因地制宜地引进现代的辅助医学检查和治疗的仪器设施。如各种生化检验手段和影像学手段，用于传统医学的辅助检查以验证治疗效果。在不影响传统医学实施的辨证施治的前提下，这样做为什么不可以呢？现代化的科学技术为传统医学服务是理所当然的事情。但是如果不加选择地大量系统引进各种高端器材，终将导致学科行为被现代化的设备带着走，最终出现本末倒置的情况，就会发生传统医学逐渐消亡的结果。

五、政府的管理和要求

（1）管理方面：政府和各级管理部门必须以实事求是的精神，做好调查研究，制定出有益于中医药发展的政策和法律法规，以保证中医药在具有公序良俗的环境中生存发展，在具有适合自身特点的土壤和环境中为社会开展服务。在针对传统医学的管理中，必须尊重传统医学的特点，切忌出现不切合实际的标准或和现代医学攀比的指标，以免出现为了达到指标而做出背离传统医学基本原则和基本理念的管理行为。对传统的医疗机构在社会服务中出现的不规范行为，予以指导、纠正，或者处罚，以保证其优良的基本本色得以发挥和传承。

（2）保护和拯救方面：不论中医还是中药，有许许多多的优良经验、心得和方法已经或者正在逐渐失传，还有许许多多的中药材或方剂、偏方也已经失传或者正在失传，这绝不是危言耸听。保护和拯救这些国宝，仅仅依靠民间的力量是不够的，必须政府出面，从宏观和立法层面来解决这个问题。同时，对于在现代医学中出现的一些不科学的和由腐败导致的诊疗行为，也必须设法予以制止和取缔。如在经济利益的驱动之下出现抗生素的滥用，许多不必要的药品在国内被指导为须终身服用，这些都是盲目地崇拜外来知识和趋利行为导致的乱象，需要政府从理论上、制度上和立法上予以制止和取缔。如果管理见效了，反过来说也是对传统医学的一种保护。

为了拯救我们祖先传下来的这份伟大的宝藏，我们必须共同努力，使得传统中医、中药学在信息大爆炸的现代科技浪潮和经济快速发展的浪潮下得以稳住阵脚，充分发挥传统医学自身的优越性，与现代医学形成良好的互补，为社会做贡献，为全人类的健康做贡献。

闭幕词

周生春

作为东道主，我首先要感谢各位嘉宾、各位代表，由于大家的积极参与，使我们这个论坛办得非常成功，取得了丰硕的成果。

然后，我要对论坛的主题——中华传统学术的现代转型做一下诠释。传统是相对现代而言。中华传统学术包括中医和中医以外传统学术的各学科。转型则是指转化形态。

其次，作为中医学界和中医业界以外的非专业人士，人们会问你为什么要策划、主办这样一个论坛？因此，我最后必须作一个交代。

我的解释是我们主办这一论坛是意在顺从、响应和支持今天正在发生的中华民族的伟大复兴。

我们都知道经过100多年的衰落，中华民族从边缘又逐渐回归到亚洲和世界的中心，再次进入到一个复兴的时期。这次复兴的重要标志是中国人对我们自己文化传统的态度发生了根本性的改变。这是最近10来年逐渐从社会下层开始，一直延伸到上层的转变与发展趋势。目前中国的复兴主要表现为经济、政治与文化的复兴。前两者的复兴为后者的复兴奠定了基础。文化复兴是非常重要的，它为中华民族的持久发展、走向更辉煌的未来提供了基础。

学术是文化复兴的基础和话语权的核心。100多年来，中华传统学术在不断学习吸收外来文化。近代以来，中医仍在不断吸收外来文化的精华，包括刮痧等域外医术。这些都是考证的成果。可见近代以来我们中医仍在继续向别人学习，这是一个重要的方面。另一方面，我们处于严重的危机之中。我们面临新的疾病、中医影响力减少、从业人员萎缩、学术传承岌岌可危、创新转型非常艰难的困境。中医甚至面临着被限制与取缔的危机。不过随着中国的复兴，中医的衰弱必将告一段落，定会进入一个新的繁荣时期。今天我们聚集在这里，就是为了探讨中华传统学术如何走出过去、迎接未来的繁荣。

从文化相对主义的立场来说，刚才刘教授讲得很清楚。建立在西方文化基础上的西医是无法正确地嵌入中医的。在西医基础上的中医现代化只会造成中医被人肢解和消亡。因此，中华传统医学，即中医的复兴，应该以自己的传统核心价值为根本。另外，应该广泛吸收世界各国的医学经验，把它们作为我们的养料，借鉴应用其理论、教育体制、运行机制和现代科技手段来发展壮大自己。我非常赞成王琦教授讲的转型不转基因。我们要保持自己的特点，同时要为创建未来的新世界医学做出自己的贡献。和以往不同的是，今天中国的复兴是在全球经济一体化这样一个背景下展开的，全球经济的一体化，将驱动全球政治的一体化和文化的一体化。因此，中华传统学术包括中医的复兴和文化转型必须面向未来，面向全世界。中华传统学术的复兴和文化转型不仅可以促进中国经济、政治的复兴，还可以促进全球经济、政治和文化，及未来新世界医学的繁荣和发展。

两千年多前曾子说过，士不可以不弘毅，任重而道远。中医属于中国，也属于世界。让我们一起努力，为中医的转型和复兴，为中华民族的伟大复兴和世界的发展繁荣做出自己的贡献。

谢谢大家！

2015 年文化中国年度论坛嘉宾简介

（排名按发言顺序）

郑培凯　香港城市大学中国文化中心前主任
郑永齐　美国耶鲁大学讲座教授，中药全球化联盟主席
劳力行　香港大学中医药学院院长
连建伟　浙江中医药大学前副校长，国家级著名老中医
王　琦　北京中医药大学博士生导师，国医大师
申俊龙　南京中医药大学经管系主任、博士生导师
孟庆云　原中国中医科学院基础理论研究所所长
朱佳卿　中国中医科学院信息管理中心主任，主任医师
顾高生　“就这看”国医网创始人
刘笑敢　香港中文大学哲学系教授
张大庆　北京大学医学部医学人文学系副主任、医学史教研室副主任
骆　啸　浙江大学医学院医学管理办公室前主任
周生春　浙江大学经济学系教授

后 记

“文化中国年度论坛”是由浙江大学晨兴文化中国人才计划主办的青年学生的盛会。论坛以“融慧中国，领袖未来”为理念，致力于为发展、变化中的世界与中国搭建一个理性、多元的对话平台。过去4年，论坛每年都邀请来自世界各地、不同行业的杰出领袖，与当代兼具理想与才华的国内外青年，围绕社会发展、人类文明的某一个核心话题，展开不同形式的讨论与交流。

2015年7月，浙江大学晨兴文化中国人才计划、浙江大学文化中国成才俱乐部与新民校友联谊会联合在杭举办第五届“文化中国年度论坛”。论坛以“中华传统学术的现代转型——以中医为例”为题。本届年度论坛延续前四届的精神与内涵，汇聚来自世界各地不同行业的杰出领袖与兼具理想和才华的优秀国内外青年，邀请国内外著名的学者、教授、企业家，共同热议这一重要话题，以挖掘中华文化内在的精神资源，探讨中国社会发展之路，并取得了丰硕的成果。

中华传统医学汲取古代哲学和自然科学的精华，形成了一个博大精深、哲理性强、涵容性广的理论体系。然而，中医理论与实践亦有其短板。在西方医学的冲击下，中医的发展可谓前途迷茫。同时，西医又有着擅长分析而整体与动态性弱的特点。中西医的差异同时也代表了中西方文化的差异。在此背景下，中华传统医学将何去何从？在中西方文化的碰撞与融合的今天，我们又将如何站定立场？当代青年在继承与弘扬传统文化的潮流中又该扮演什么样的角色？希望本书的出版或多或少能有助于解答上述疑惑。

最后，我们要向吴灵燕和“浙江大学晨兴文化中国人才计划”的李丹、陈悠、沈雨文、朱锴治、田露、毛汪蕾、罗赛、朱栋贤、郑方欣、刘畅、杨来仪、韩天啸、诸家怡、马涵之、张育源、冯冰、姜易卓、徐枣旭、娄一川、梁庭源、刘振宇、胡一捷、蒋一帆等同学，以及学生代表兼志愿者沈阳、王悠、马骢、宛晓倩、孙潇然、范嘉琪、吴画颐、郑柘炀等全体会务人员表示诚挚的感谢！他（她）们为承办本次论坛做出了无私而又极其重要的奉献。此外，我们还要特别感谢贝因美股份公司与“就这看”国医网创始人顾高生先生！他们的慷慨赞助使本次论坛得以顺利举行，而贝因美股份公司的出版赞助则使本书得以刊梓面世。

周生春　李　烨

2016 年 11 月 15 日